HYGIÈNE POPULAIRE

DES

VILLES ET DES CAMPAGNES.

CORBEIL, typ. et lith. de CRÉTÉ.

HYGIÈNE
POPULAIRE

DES VILLES ET DES CAMPAGNES

OU CONSEILS

SPÉCIALEMENT DESTINÉS AUX OUVRIERS DES DEUX SEXES

SUR LES MOYENS DE CONSERVER LEUR SANTÉ

SUIVIE

DE LA MÉDECINE DES ACCIDENTS

PAR

E. THOREL,

Pharmacien à Avallon, Membre de la Société de pharmacie de Paris.

A PARIS,

CHEZ J. B. BAILLIÈRE,

LIBRAIRE DE L'ACADÉMIE IMPÉRIALE DE MÉDECINE

RUE HAUTEFEUILLE, 19.

A LONDRES, CHEZ H. BAILLIÈRE, 219, REGENT STREET.

A NEW-YORK, CHEZ H. BAILLIÈRE, 290, BROADWAY.

A MADRID, CHEZ BAILLY-BAILLIÈRE, CALLE DEL PRINCIPE, 11.

1858

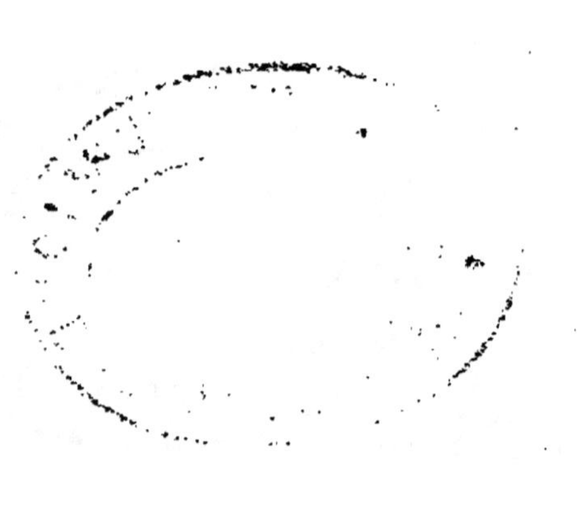

AVIS.

La connaissance de toutes les causes
capables d'exercer une influence bonne ou
mauvaise sur la santé est indispensable
pour arriver au bien-être et au bonheur.
Ces connaissances manquant surtout à
l'ouvrier, j'ai essayé de les mettre à sa
portée.

Se faire comprendre de tout le monde,
en parlant d'une science peu connue et
qui doit combattre des habitudes et des
préjugés enracinés, n'est pas sans difficulté à cause des termes peu usités qu'il
faut chercher à éviter, à cause de certaines expressions qu'il faut ménager.

Pour qu'une chose reste bien dans la
mémoire, elle doit y être présentée sous
une forme aussi simple que courte ; mais
on ne la comprend pas toujours, et une
explication devient alors nécessaire.

C'est pour réunir ce double avantage que j'ai d'abord mis en maximes le résumé des préceptes hygiéniques ; ensuite, dans une seconde partie, qui est l'hygiène proprement dite, se trouve le complément, ou pour mieux dire, les développements que j'ai reconnus nécessaires.

Chaque maxime porte un numéro ; puis cette série de numéros se trouve replacée dans la seconde partie et dans le même ordre. Cette disposition donne la facilité de passer d'une maxime à l'article correspondant et d'abréger ainsi des recherches toujours ennuyeuses.

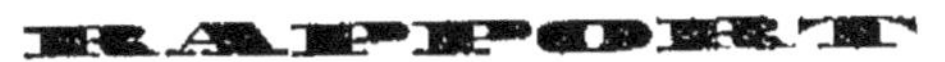

RAPPORT

DE M. L. F. LERET

SUR

L'HYGIÈNE POPULAIRE DES VILLES & DES CAMPAGNES.

Séance de la Société pour l'instruction élémentaire,
du 18 août 1852.

Exposer d'une manière claire et précise l'ensemble des notions d'hygiène qu'il est possible et désirable de rendre populaire, tel est l'objet que s'est proposé l'auteur de cet ouvrage. Il s'est surtout attaché à mettre son travail à la portée de tous les esprits en évitant l'appareil scientifique, l'emploi des termes techniques et en ne supposant aucune connaissance préliminaire de l'organisation du corps humain. Il nous a semblé que le succès avait, à beaucoup d'égards, répondu à ses efforts, et que son livre pouvait être très-utile, particulièrement aux habitants des campagnes. Nous ne saurions surtout lui donner trop d'éloges pour le soin qu'il a constamment pris d'établir le parfait accord de l'hygiène et de la morale, et de montrer, dans les vices et la mauvaise conduite, des causes incessantes de maladie, comme aussi dans une vie sage et régulière, le meilleur gage de bonne santé, de bonheur et de longévité.

Si M. Thorel a désiré obtenir un témoignage d'estime, nous le lui donnons avec sincérité ; mais nous devons déclarer que son estimable ouvrage ne peut être approuvé comme livre à introduire dans nos écoles, parce qu'il contient sur certains sujets des indications et des développements qui, même avec la scrupuleuse décence d'expression que l'auteur a observée, ne sauraient être présentés à nos élèves. Je demanderai pour conclusions, qu'il soit écrit à l'auteur une lettre de remercîments et que son livre soit honorablement placé dans notre bibliothèque.

<hr>

ERRATA.

Page 3, n° 8. — Les changements que chaque apporte porte avec lui. *Lisez :* que chaque âge apporte avec lui.

Page 35. n° 135, avant-dernière ligne. — Les yeux seront cerclés et languissants. *Lisez :* Seront cernés et languissants.

Page 234, n° 162. — A ces maladies. *Lisez :* A ces malades.

MAXIMES

D'HYGIÈNE POPULAIRE.

DÉFINITION ET UTILITÉ DE L'HYGIÈNE.

1. — Le plus grand trésor de l'homme, et surtout du travailleur, c'est la santé.

2. — La science qui la répare, quand elle est compromise, c'est la médecine ; la science qui nous enseigne les moyens de la conserver, c'est l'hygiène.

3. — Le Créateur, en nous donnant la vie, nous a donné en même temps les moyens de la garantir ; ces moyens l'hygiène les signale et nous indique l'emploi qu'il en faut faire.

4. — Deux sortes de causes attaquent sans cesse la santé : 1° Les causes morales qui se trouvent dans nos passions ; 2° les causes physiques, dans les agents hostiles et les influences mauvaises qui nous entourent, ou même vivent en nous.

1° DES PASSIONS.

5. — Les passions sont bonnes quand elles restent dans les limites de la nature, dans les exigences légitimes de nos besoins; elles aident alors au mouvement régulier de la vie. —Les passions sont mauvaises quand elles forcent la nature; ce sont alors des vices et les ennemis les plus dangereux de notre santé.

6. — Les passions bonnes, sagement conduites, l'amour du bien, de l'ordre, de la famille, de la patrie, la sensibilité, l'amitié, le sentiment du devoir, sont les plus puissants auxiliaires de l'hygiène. —Les passions mauvaises, la paresse et ses filles, la débauche et l'ivrognerie, le jeu, la colère, la jalousie, l'envie, l'orgueil, la haine, etc., ont toujours pour effet certain et définitif l'abrutissement, la décadence du corps et de l'âme, la maladie et le malheur.

7. — De tous les moyens qui concourent à maintenir et à fortifier la santé, le contentement de l'âme et l'amour du travail, sont les plus puissants. Le travail a de plus

l'avantage de développer l'intelligence et de prévenir le vice.

2° DES INFLUENCES QUI MAINTIENNENT OU COMPROMETTENT LA SANTÉ.

8. — Les influences auxquelles nous sommes soumis sont de deux sortes : elles se trouvent dans les habitudes, le genre de vie, les changements que chaque apporte avec lui ; elles se trouvent encore dans l'air, la nourriture, les vêtements, les habitations.

9. — Ces agents, qu'ils soient en nous ou au-dehors, parmi les choses qui nous environnent, peuvent troubler la santé et amener la maladie.

LIVRE I. — Santé, Maladie, Convalescence.

10. — Notre corps est soumis à des lois d'équilibre qui ne peuvent être rompues sans que notre santé s'en trouve immédiatement compromise. L'accord et la marche régulière de nos fonctions, c'est la santé ; le dérangement de ces mêmes fonctions, c'est

la maladie; la tendance de ces fonctions à se rétablir, c'est la convalescence.

11. — Sachons donc bien que si nous laissons, par une coupable indifférence, un dérangement quelconque survenir, nous avons nous-mêmes créé notre mal.

DE LA SANTÉ.

12. — *La santé vaut un trésor*, ancienne et incontestable maxime; comment se fait-il qu'elle ne soit pas mieux comprise?

13. — La santé est détruite par les excès, par les abus, par le manque du nécessaire.

14. — L'excès, c'est user d'une chose au-delà de nos besoins. Pour que les jouissances n'amènent pas le dégoût, la fatigue et la maladie, arrêtez-vous avant la satiété et au moment où le plaisir satisfait ne laisse après lui qu'un agréable sentiment de bien-être.

15. — L'abus c'est mal user ou user mal-à-propos d'une chose; celui qui travaille trop long-temps sans repos, celui qui lève un poids trop lourd, fait un abus de ses forces.

16. — De tous les excès, ceux de boire et de manger sont les plus fréquents et les plus dangereux. L'irrégularité de la vie use et détruit rapidement la santé

17. — Le manque ou l'excès d'abstinence produit d'aussi tristes effets; il faut à celui qui travaille une nourriture fortifiante et assez abondante.

18. — *L'habitude est une seconde nature*, dit le proverbe; ce n'est pas toujours vrai, aussi faut-il tout faire pour éviter d'en contracter de mauvaises ou même d'inutiles.

19. — Il ne faut pas croire, parce qu'on s'est habitué à boire beaucoup d'eau-de-vie, par exemple, qu'elle ne fait pas de mal. Pourquoi l'ivrogne n'a-t-il pas d'appétit? Pourquoi voit-on chez lui le tremblement, la faiblesse, les inflammations d'estomac et des intestins succéder à ses débauches?

20. — La soupe, le matin, avant d'aller au travail, vaut infiniment mieux qu'un verre d'eau-de-vie.

21. — Le tabac est encore une dangereuse et mauvaise habitude; il engourdit l'esprit et le corps. Les fumeurs, surtout ceux

qui commencent, devraient savoir qu'ils s'empoisonnent lentement.

22. — C'est de dix à quinze ans environ que les habitudes se contractent. Les parents oublient trop que c'est à cet âge surtout qu'ils doivent veiller sur leurs enfants.

23. — Tout ce qui n'est pas nécessaire à nos besoins peut être nuisible. Ayons donc assez d'empire sur nous-mêmes pour résister aux entraînements de l'exemple.

24. — Si par malheur vous contractez une mauvaise habitude, ne dites pas : Je ne puis m'en corriger. Vous ne raisonnez ainsi que parce qu'elle flatte votre passion.

25. — Si, malgré les secours que les ouvriers des villes ont à leur disposition, la mortalité y est plus grande qu'à la campagne, il faut en chercher la cause dans leur inconduite et leur genre de vie.

26. — Faites un usage modéré du travail, des aliments, des boissons et des plaisirs, c'est un des plus sûrs moyens pour conserver la santé. Pratiquez et étendez cette vieille maxime : *Pour se bien porter, sur son appétit demeurer.*

27. — La santé une fois délabrée par l'inconduite ne se rétablit jamais.

DE LA MALADIE.

28. — On ne peut nier l'influence de la constitution et des tempéraments dans les maladies. Avec une bonne constitution, évitez les causes qui pourraient l'affaiblir ; avec une mauvaise, prenez des précautions pour la fortifier.

29. — S'il survient un dérangement, quel qu'il soit, faites-y attention. Une indisposition se déclare-t-elle ; cessez votre travail, mettez-vous au lit et à la diète.

30. — Si l'appétit manque, si la bouche est amère et pâteuse, l'estomac et les intestins sont en mauvais état ; ne mangez pas du tout.

31. — Dans le début d'une maladie, ne buvez jamais ni vin chaud, ni eau-de-vie brûlée, ni liqueurs fortes. Ces boissons sont la cause d'inflammations toujours dangereuses dans le début d'une maladie.

32. — Si après la nuit passée l'indisposi-

tion s'aggrave ou continue, envoyez chercher le médecin.

33. — La cause de l'insuccès de la médecine, dans les campagnes, vient : 1° de ce que les prescriptions du médecin ne sont pas régulièrement exécutées; 2° de ce que les malades manquent de soins et de secours; 3° de ce que des commères empêchent le traitement, ou ne le font faire qu'à moitié.

34. — Conformez-vous en tous points aux prescriptions du médecin; n'obéissez qu'à lui ou aux ordres qu'il a donnés.

35. — L'ouvrier, en se livrant à un travail modéré, se porte mieux que l'homme ne faisant rien, s'il a une bonne nourriture et veut prendre quelques précautions.

36. — Cependant le travail des champs, dans les grandes chaleurs, le travail continu dans les ateliers privés d'air, occasionnent bien des maladies.

37. — Dans les grandes chaleurs l'excès de boisson, entre les repas, est une cause fréquente de maladie. Lorsque vous ne pouvez faire autrement, buvez de l'eau ni trop chaude ni trop froide, lentement et à

petites gorgées; mangez avant une bouchée de pain, ou mettez les doigts dans le liquide avant de le boire.

38. — Pour empêcher la sécheresse de la gorge, tenez à la bouche quelque chose, un brin d'herbe, de paille fraîche, une cigarette camphrée.

39. — Puisque nous parlons de camphre, n'en mangez jamais; pris à l'intérieur, en trop grande quantité, c'est un poison.

40. — Les temps humides sont plus à craindre pour l'ouvrier que les froids les plus rigoureux; s'il est pourtant d'une constitution faible, le froid lui-même doit être évité.

41. —Si vous êtes surpris par la pluie étant en sueur et que vous restiez inactif, changez de linge; s'il fait froid, débarrassez-vous plus vite encore de votre chemise mouillée.

42. — S'il fait chaud et que vous continuiez un travail manuel, vous pouvez rester mouillé pendant la durée de ce travail; les mouvements des membres entretiennent la chaleur et aident à sécher le linge.

43. — Celui qui travaille supporte beau

coup mieux le froid que la chaleur : toutes les fonctions marchent bien, l'appétit est meilleur.

44. — L'ouvrier, qu'il soit dehors ou enfermé, doit toujours mettre ses habits en quittant le travail. Rien n'est dangereux comme de s'exposer découvert à l'air froid, étant inactif et en sueur ; les maladies inflammatoires ou catharrales en sont souvent la suite.

45. — Les individus faibles de complexion sont condamnés encore à plus de précautions ; ils doivent s'observer constamment s'ils veulent prolonger leur existence.

46. — L'indisposition ou la maladie n'arrivent pas sans malaise, sans une espèce d'avertissement ; c'est à cet avertissement qu'il faut faire attention.

47. — Chaque maladie est due à une cause particulière qu'il faut connaître pour s'en préserver, s'il est possible.

48. — Les rhumes les plus simples ne doivent pas être négligés, parce qu'ils se terminent souvent par une fluxion de poi-

trine, par un catharre, par une phthisie pulmonaire.

49. — La fluxion de poitrine et la pleurésie surviennent ordinairement quand on boit de l'eau très-froide, ou qu'on s'expose au froid étant en sueur ; les douleurs, ou points de côté, en sont un des signes les plus certains. Ces maladies demandent sans retard le médecin.

50. — La gastrite ou inflammation de l'estomac, peut devenir dangereuse parce qu'elle est trop négligée à la campagne et parmi les ouvriers. Supportable dans le commencement, on n'y fait pas assez attention. Elle est presque toujours la suite d'une irritation prolongée de l'estomac et provoquée par l'usage de boissons fortes ou glacées.

51. — La maladie de poitrine est toujours grave ; on ne saurait trop prendre de précautions pour s'en préserver ; car, arrivée à un certain degré, elle se guérit difficilement. On voit fréquemment la phthisie se déclarer chez les jeunes filles sédentaires, à la suite des pâles couleurs.

52. — Les fièvres intermittentes ou d'ac-

cès, sont à craindre par leur durée souvent fort longues; dans la plupart des cas, la négligence ou l'intérêt des malades en est la cause.

53. — Il ne faut pas confondre la migraine avec le mal de tête qui se fait sentir au début d'une maladie. Les vomissements, qui en sont un des caractères, calment la douleur. L'eau sédative en compresses sur la tête et autour du cou réussit bien.

54. — L'indigestion provient ou d'aliments et de boissons pris en excès, ou d'une mauvaise disposition de l'estomac; le dégoût peut la déterminer aussi. Au premier malaise il faut cesser de manger ou de boire et prendre quelques tasses de thé.

55. — Les hémorragies nasales ou écoulement de sang par le nez ne sont pas à craindre si les individus sont forts; sont-ils faibles, au contraire, elles deviennent graves si l'écoulement est souvent répété. Pour l'arrêter on applique sur le front des compresses d'eau glacée ou d'éther; on réussit mieux en mettant dans les narines un tampon de charpie trempée dans une décoction d'écorce de chêne.

56. — Ne négligez pas les maladies d'yeux; une inflammation produite par une cause quelconque entraîne souvent la perte d'un œil.

57. — Les hémorroïdes sont de petites grosseurs ou tumeurs qui se montrent au pourtour de l'anus (fondement). Regardées autrefois comme salutaires, elles sont considérées aujourd'hui comme une infirmité; c'est pour cela qu'il faut essayer de s'en débarrasser aussitôt qu'elles apparaissent.

58. — Les rétentions d'urine produisent toujours de graves accidents. Satisfaites au besoin d'uriner toutes les fois qu'il se fait sentir; ne vous retenez pas trop long-temps, c'est une des causes qui les produisent le plus souvent.

59. — Les hernies, appelées aussi efforts ou descentes, très-nombreuses parmi les ouvriers de la campagne, nécessitent, aussitôt leur apparition, l'emploi d'un bandage à ressort. La négligence à cet égard peut avoir les résultats les plus terribles. Faites bien attention, lorsque vous levez ou que vous portez quelque chose de lourd, que le corps s'appuie bien sur les deux jambes et sans

trop les écarter. Chez les enfants, les hernies disparaissent si on a le soin de leur faire
porter un bandage pendant deux ou trois
ans.

60. — Les maladies contagieuses sont
celles qui se transmettent d'une personne à
une autre, soit à distance, soit par le contact.
Les plus communes sont : la gale, la teigne
(carie, râche), la syphilis ou maladies se-
crètes, la rage, le charbon, la morve, le farcin.

61. — La plupart des maladies sont guérissables, pourvu qu'on s'y prenne à temps;
mettons-nous donc en garde contre toutes
les indispositions, parce qu'elles peuvent devenir graves.

62. — N'écoutez pas tous ces guérisseurs
à bon marché; mettez-vous en garde contre
ces remèdes qui s'annoncent avec la prétention de tout guérir, contre ces remèdes de
bonnes femmes, surtout, qui ne peuvent
que prolonger le mal quand ils ne l'augmentent pas.

63. — Le chagrin exerce une fâcheuse
influence sur la marche et la durée des ma-

ladies. De la fermeté dans les peines, du courage dans les revers, car la tranquillité de l'esprit est indispensable pour une prompte guérison.

DE LA CONVALESCENCE.

64. — Après la maladie toutes les fonctions cherchent à se remettre en équilibre et à marcher régulièrement; ce moment, c'est la convalescence.

65. — Il est rare que le convalescent abandonné à lui-même ne fasse pas quelqu'imprudence. Ces imprudences amènent une rechute souvent plus grave que la maladie, parce que le corps, déjà affaibli, n'a plus assez de force.

66. — Ne laissez pas le malade seul dans les premiers jours de la convalescence; il a si peu de raison qu'il mangera ou boira tout ce qu'il trouvera sous sa main.

67. — Commencez par lui donner un peu de bouillon; s'il le supporte bien, un œuf à la coque et un peu de vin; puis un peu de volaille.

68. — Si, au contraire, la bouche est mauvaise, si le dévoiement survient, remettez-le à la diète, parce qu'il retomberait malade. Donnez-lui de temps en temps une tasse de thé léger ou de camomille.

69. — Dans tous les cas, consultez le médecin pour lui donner à manger, consultez-le encore si la convalescence est trop longue.

70. — Le convalescent demande beaucoup de soins. Changez-le souvent de linge, ouvrez les fenêtres dans le milieu du jour pour changer l'air. Ne laissez jamais rien de sale dans la chambre. Ne fermez pas les rideaux du lit. Exposez au soleil les draps et matelas.

71. — Le convalescent commencera par rester quelques heures levé, puis, si ses forces reviennent vite, il sortira un peu dans l'après-midi. Enfin il reprendra peu à peu son travail, en ayant la précaution d'essayer ses forces par degré.

72. — Repris doucement et à propos, le travail ramène l'appétit ; repris trop tôt et trop fort, il amène une rechute. Toutes

les fois que les battements du cœur sont violents et que la sueur coule avec abondance,
il faut se méfier.

73. — La convalescence est plus longue
chez les vieillards que chez les jeunes gens ;
d'un autre côté, certaines maladies laissent
après elles une faiblesse qui retarde le retour
à la santé. Il y a encore l'ennui, la maladie
du pays, lorsqu'on est éloigné de chez soi ;
dans ce cas le retour dans la famille est souvent nécessaire.

74. — Encore une fois, ménagez les convalescents, adoucissez leur impatience, satisfaites leurs légers caprices, s'ils ne peuvent
leur faire de mal.

CONNAISSANCES INDISPENSABLES POUR SOIGNER
UN MALADE.

75. — Pour bien soigner un malade, il
faut certaines connaissances que n'ont pas la
plupart des ménagères de la campagne : la
préparation des tisanes, cataplasmes, sinapismes, bains de pieds, etc., etc., l'application des sangsues, des vésicatoires, etc., toutes ces choses sont utiles à savoir.

76. — Avant de supprimer un vésicatoïre ou un cautère, il faut se purger, c'est une mesure de prudence indispensable. Il est également dangereux de faire passer des dartres sans cette précaution.

77. — Beaucoup de personnes ne veulent pas se laisser faire un cautère, croyant qu'on ne peut le supprimer. Pourquoi ne pourrait-on le supprimer, si la maladie pour laquelle il a été établi est guérie ?

78. — Ne vous servez jamais de sangsues ayant servi à des étrangers, car elles peuvent avoir été appliquées sur un mauvais mal et ne pas être saines.

79. — Gardez-vous bien d'abuser des purgatifs ; si vous en faites usage tous les jours, ils finiraient par ne produire aucun effet. L'abus des lavements produit un effet plus fâcheux encore.

80. — On ne saurait trop recommander aux personnes qui soignent les malades de faire attention en donnant les remèdes ; une erreur peut avoir les plus funestes conséquences.

LIVRE II. — Des Ages.

§1. — La vie se divise en quatre périodes : l'enfance, l'adolescence, la virilité, la vieillesse ; chacun de ces âges a ses besoins particuliers qu'il faut satisfaire, de même qu'il a ses maladies qu'il faut essayer de prévenir.

DE L'ENFANCE.

82. — L'enfant, en sortant du sein de sa mère, demande beaucoup de soins. Enveloppez-le immédiatement de linges moelleux et chauds ; ensuite nettoyez son corps sale et gras en le frottant d'abord avec un peu d'huile ou de beurre ; puis, lavez-le avec une éponge ou un linge fin imbibé d'eau tiède. Tenez-le chaudement et évitez les courants d'air.

83. — En lui faisant sa toilette, on aura soin d'envelopper le cordon d'un linge huilé et de le soutenir à l'aide d'une bande assez large et pas trop serrée.

84. — La nourriture que va recevoir

l'enfant est pour lui la chose la plus importante. Sa force, sa santé, dépendront des premiers soins qu'il recevra.

85. — La mère doit nourrir son enfant, à moins qu'elle ne soit affectée de maladies transmissibles ou qu'elle exerce une profession malsaine. Le plus grand nombre des femmes ne savent pas qu'en voulant se soustraire à cet ennui elles s'exposent à des maux hideux occasionnés par un lait épanché.

86. — Il y a plusieurs inconvénients à prendre une nourrice : le lait peut être trop vieux, quelquefois peu abondant et souvent d'une mauvaise qualité.

87. — Le lait est-il trop vieux, il est d'une difficile digestion; pas assez abondant, l'enfant dépérit; mauvais, c'est encore pis ; dans ce dernier cas l'enfant meurt étique. Pour être bon il ne doit pas avoir plus de six mois et être assez épais pour se tenir en gouttelettes sur un miroir penché un peu.

88. — Un autre inconvénient plus grave est la grossesse des nourrices; si elles ne cessent de donner leur lait aussitôt qu'elles

s'aperçoivent de leur état, le petit malheureux s'en relèvera difficilement.

89. — Dans le cas de grossesse doit-on
sevrer l'enfant ou le changer de nourrice ?
S'il a cinq ou six mois, s'il est fort, sevrez-le.

90. — L'enfant doit être mis en nourrice
de préférence à la campagne, dans un bon
ménage, aisé, rangé et d'accord ; chez une
femme douce, honnête, saine et se portant
bien.

91. — L'allaitement naturel peut être
remplacé par l'allaitement artificiel, c'est-
à-dire qu'on peut nourrir un enfant avec
du lait de vache ou autre. Seulement comme le lait de vache est plus fort que celui
de la femme il doit être coupé avec une décoction de gruau ou de mie de pain.

92. — On lui donne ce lait, ni trop chaud,
ni trop froid, dans une petite fiole avec une
éponge, ou, ce qui vaut mieux, avec un biberon.

93. — Les mouvements et les cris de
l'enfant indiquent qu'il faut lui donner à
têter ; ne l'habituez pas à têter à chaque
instant surtout la nuit, parce que la perte

du sommeil rendrait votre lait mauvais.

94. — Ne lui donnez pas à têter étant en sueur; reposez-vous un instant avant de lui donner le sein : le lait, ainsi échauffé, donne des coliques; il produit le même effet si vous êtes en colère ou si vous avez été contrariée.

95. — Le sevrage doit avoir lieu de douze à quinze mois; il doit s'opérer petit à petit et non brusquement. En attendant plus tard l'enfant affaiblirait sa nourrice tout en souffrant lui-même. Pour qu'il ne s'apercoive pas trop du sevrage, il faut l'habituer à manger de bonne heure, non pas de la bouillie, elle est trop indigeste, mais de la panade ou de la semoule.

96. — L'enfant ne peut avoir comme l'homme des repas réglés, parce que le travail de la digestion se fait plus vite.

97. — A trois ou quatre ans la nourriture doit être plus substantielle et bien assaisonnée; le sel est bon pour eux; habituez-les à manger comme vous, de la viande et des légumes; point de sucreries, de friandises qui les échauffent et délabrent leur estomac.

98. — La manière d'emmailloter les enfants est souvent si mauvaise qu'ils peuvent
en être estropiés. Serrés dans leur maillot,
ils ne peuvent faire aucun mouvement. La
preuve qu'ils souffrent ainsi garottés, c'est
qu'ils sourient lorsqu'ils en sont débarrassés.

99. — Il ne faudrait jamais se servir d'é-
pingles; leurs cris viennent de leurs piqûres.
Pourquoi ne pas les mettre dans une espèce
de sac attaché avec des cordons ou des bretelles?

100. — C'est une mauvaise habitude de
bercer les enfants; encore plus mauvaise de
les endormir sur ses genoux. Jusqu'à trois
ou quatre ans il faut les coucher dans le
milieu du jour, surtout en été.

101. — On a reconnu le danger des lisières pour soutenir les enfants. De les tenir
toujours par la main, il en résulte quelquefois des accidents. Laissez-les plutôt se rouler par terre; les essais qu'ils font pour se
lever leur donnent de la force.

102. — Mis trop jeunes dans un chariot,
ils traînent les pieds, n'ayant pas la force de

se soutenir; plus tard c'est un bon moyen quand on ne peut les surveiller.

103. — Ne craignez pas de mettre votre enfant sur un lit dur; rejetez les lits de plumes; le crin et les balles ou paille d'avoine valent mieux. Ne les chargez pas trop de couvertures; ce poids rend leur sommeil agité et provoque les sueurs.

104. — L'habillement des enfants doit être léger. Les charger de flanelle, les emmailloter de la tête aux pieds, c'est les exposer aux rhumes, coqueluches, etc., etc. A partir de trois ou quatre ans, mettez-leur des sabots en hiver par les temps humides.

105. — C'est une bonne habitude de les laisser la tête nue; les cheveux poussent mieux; les congestions du cerveau, si fréquentes chez eux, seront plus rares.

106. — Les passions se développent dès le plus jeune âge; on a vu des enfants mourir de jalousie. Que les parents agissent avec circonspection dans les reproches et les récompenses, dans les caresses et les punitions. Point de ces préférences qui les aigrissent.

107. — Ne racontez jamais devant eux

ces contes de voleurs et de revenants. Ne les effrayez pas, en les menaçant du loup-garou ou de toute autre chose qu'ils ne connaissent pas. Ces frayeurs rendent leur caractère peureux et timide.

108. — L'éducation du premier âge doit être faite par le père et par la mère. Le caractère de l'enfant se forme d'après ce qu'il voit, d'après ce qu'il entend ; curieux, il questionne toujours et veut tout voir ; mettez donc de la prudence dans vos paroles et dans vos gestes. Point de disputes, point de gros mots.

109. — Leur éducation doit être morale et religieuse. On ne peut nier son influence salutaire sur la jeunesse ; plus tard, elle peut les arrêter devant le crime.

110. — Si une instruction élevée n'est pas nécessaire pour l'ouvrier, l'instruction primaire lui est indispensable ; elle développe l'intelligence et le goût du travail.

111. — N'envoyez pas vos enfants à l'école avant six à sept ans ; à peine peuvent-ils parler, qu'on voudrait qu'ils sussent écrire. Songez plutôt à fortifier sa jeune constitution.

112. — C'est un devoir sacré pour les parents de donner de l'instruction à leurs enfants. Sacrifiez donc un peu l'intérêt au devoir et croyez qu'il vous sauront gré de ce sacrifice.

113. — Rien n'est plus funeste à l'enfance que le travail assidu dans des endroits humides, sombres, encombrés et privés d'air ; c'est aux parents à veiller à cela. Soit qu'ils travaillent ou qu'ils aillent à l'école, il leur faut trois ou quatre heures de récréation dans le milieu du jour. Le travail des champs leur est toujours plus favorable. Ne faites pas coucher ensemble les enfants de différents sexes à partir de six à sept ans.

114.—Les filles et les garçons ne devraient jamais travailler ensemble dans les ateliers : c'est une des causes les plus puissantes d'immoralité.

MALADIES DES ENFANTS.

115. — L'enfance est exposée à beaucoup de maladies, souvent graves, à cause de la faiblesse des organes.

116. — L'époque de la dentition ne se passe pas sans difficulté pour eux ; tantôt ce sont des convulsions, des fièvres ou un dévoiement opiniâtre. Moins de nourriture et un régime rafraîchissant sont le régime qui leur convient.

117. — Le croup doit être regardé comme l'affection la plus dangereuse pour l'enfant. Le soir il est bien portant ; le lendemain matin il peut être mort. Il est pris par une toux suffocante, sonore et sifflante ; à ces premiers signes appelez le médecin, ou, s'il est éloigné, donnez à l'enfant deux ou trois grains d'émétique.

118. — Avant la découverte de la vaccine, la petite vérole dépeuplait des villages entiers. N'écoutez pas les commères ; faites vacciner vos enfants. Si plus tard ils ont la petite vérole, ce qui est rare, elle sera légère et sans danger.

119. — La rougeole, bien moins dangereuse, demande les mêmes soins. Ainsi que pour la petite vérole, ne les couvrez pas trop et ne leur donnez pas de vin.

120. — La coqueluche, quoiqu'offrant

peu de danger, les incommode beaucoup. Pour qu'ils soient plus tranquilles la nuit, il ne faut pas leur donner à manger en les couchant. Si la toux persiste et dure longtemps, le meilleur remède est de les changer d'air.

121. — La cause des convulsions n'est pas trop connue. C'est une des maladies les plus effrayantes et en même temps les plus difficiles à prévenir. Quelques sangsues et des calmants sont les seuls moyens à employer.

122. — Les enfants ont beaucoup de vers et il en résulte quelquefois des accidents graves; comme les vermifuges, pour la plupart, ne peuvent faire de mal, on peut leur en faire prendre souvent. Le dégoût ou le grand appétit, ainsi que les démangeaisons du nez, sont des signes peu sûrs. L'amaigrissement, malgré un fort appétit, est un indice plus certain.

123. — Le muguet se montre sous la forme de boutons sur la langue et dans la bouche; ils se réunissent en plaques blanches et couenneuses. C'est toujours une affection dangereuse.

124. — Les aphthes ou millet, bien moins

dangereux, ne peuvent être confondus avec le muguet. Il se forme bien des petits boutons, mais ils ne se réunissent pas, et, au lieu d'être blancs, ils sont rouges.

125. — Il n'y a guère que les enfants à tempérammeent faible et lymphatique qui soient scrofuleux. Quand les scrofules ne sont pas héréditaires, une nourriture mauvaise et insuffisante, l'action du froid humide et le manque de soins sont des causes prédisposantes.

126. — La gourme est un écoulement d'humeurs salutaires, qui vient sous la forme de croûtes jaunâtres à la figure des enfants gros et gras. Ne cherchez pas à les faire sécher brusquement.

DE L'ADOLESCENCE.

127. — C'est de douze à quinze ans que les caractères et les formes particuliers à chaque sexe se distinguent. La différence d'organisation et par suite les causes de maladies exigent un régime et des précautions à part.

DU JEUNE GARÇON.

128. — L'âge de la puberté amène chez le jeune garçon un accroissement et un développement de forces qui demandent des soins et une bonne nourriture.

129. — Donnez-lui de la viande au moins une fois par jour, si vous ne pouvez lui en donner deux fois; c'est la nourriture tonique et réparatrice par excellence.

130. — Ne lui laissez pas boire de vin ni de cidre purs et encore moins d'eau-de-vie. Rien n'est plus funeste aux jeunes gens que les liqueurs fortes; c'est un poison pour eux. L'eau leur est préférable.

131. — L'exercice est bon à tout âge; il est une nécessité dans l'enfance et l'adolescence. Il augmente l'appétit, active la digestion et rend les membres plus forts.

132. — L'exercice ne doit pas être le même pour l'ouvrier des villes que pour celui de la campagne; ce dernier, fatigué de ses travaux, est bien aise de se reposer; qu'il lise de bons livres, il en retirera plus de profit

que d'aller au cabaret. Celui qui travaille dans les ateliers doit, au contraire, courir les champs pour respirer l'air pur.

133. — Celui qui est toute la journée enfermé ne devrait pas se coucher sans faire pendant une demie-heure ou une heure, une marche forcée ; rien ne prédispose mieux au sommeil.

134. — Les exercices actifs peuvent être dangereux si l'on a trop mangé et si l'on est indisposé.

135. — Si l'enfant et l'adolescent ont besoin d'exercice, ils ont aussi besoin de sommeil ; laissez-les dormir ; après la fatigue, le repos.

136. — Dans l'été, dans les fortes chaleurs, une heure de sommeil dans le milieu du jour est une bonne habitude pour l'ouvrier ; c'est une erreur de croire que le sommeil du jour fatigue.

137. — Tout exercice qui donne du mouvement aux membres doit être préféré. La course, la marche, le jeu de balle ou de paume sont les meilleurs. La chasse, la lutte, le saut, peuvent être dangereux.

138. — La danse n'est utile qu'aux fêtes villageoises et non dans les salons encombrés, pleins de poussière et de mauvais air. Ce n'est plus un exercice utile que de passer la nuit avec une toilette qui vous étouffe.

139. — Le saut et la lutte, ainsi que les tours de force, ou le plus faible veut égaler le plus fort, sont trop souvent la cause d'accidents sérieux.

140. — Les jeunes gens bravent le froid avec une apparente impunité ; mais qu'ils se défient surtout de l'humidité et du passage brusque du chaud au froid. S'ils ne s'en aperçoivent pas sur le moment, ils s'en ressentiront plus tard.

141. — Il leur manque par-dessus tout la réflexion et la prévoyance : entraînés par la fougue et l'ardeur des passions, ils s'exposent inutilement et par bravade à des dangers dont ils n'examinent pas la portée.

142. — N'abandonnez pas à lui-même le jeune garçon ; son inexpérience et sa faiblesse font un devoir aux parents de le soutenir et de le diriger à travers les écueils où, livré à lui-même, il perdra sa santé.

143. — Abandonné, soyez certains qu'il se laissera entraîner par de mauvais conseils. Il rencontrera ces hommes sans honte et sans honneur, qui, sous le prétexte de l'initier aux plaisirs de la vie, lui enseigneront des principes faux et contraires à la morale.

144. — Et le résultat de ces conseils, c'est la santé perdue, c'est une vie de douleurs. Ce sont plus tard des enfants malades par les fautes de leur père.

145. — Parmi les mauvaises habitudes que les enfants et les jeunes gens peuvent contracter, indiquons la plus dangereuse, la plus déplorable, c'est l'abus secret de soi-même. Ce vice honteux est d'autant plus difficile à détruire qu'il n'exige pas de complices.

146. — Qu'il réfléchisse bien le jeune homme qui se livre à de semblables manœuvres : il a devant lui, s'il persiste dans ce funeste penchant, une vieillesse précoce et la mort à vingt ans. S'il a la volonté ferme et énergique de s'affranchir de cette funeste passion il réussira.

147. — Que les parents surveillent non-

seulement leurs enfants mais aussi ceux qui les entourent, domestiques ou camarades.

148. — Une des choses les plus importantes de la vie, c'est le choix d'un état. Pour bien faire ce choix, quittez cette opinion trop avantageuse de vous-même ; elle vous nuira plus que vous ne croyez.

149. — Tous les hommes ne peuvent parvenir à la fortune et aux honneurs; mais presque tous peuvent arriver au bien-être et au bonheur; ce qui vaut mieux pour la santé.

150. — Souvent trop jeune pour faire ce choix on se laisse prendre par des apparences flatteuses. Ne dites pas essayons toujours; vous perdez votre temps et le goût du travail sérieux.

151. — Ne vous en préoccupez pas trop tôt; une fois bien fixé entrez dans la carrière de votre choix, mais avec une persévérance inébranlable, avec la ferme volonté d'arriver.

152. — Êtes-vous indécis ; gardez la profession paternelle. Restez cultivateur si votre père est cultivateur; là du moins vous aurez

l'indépendance. Si votre père est ouvrier, soyez ouvrier ; là comme ailleurs, honnête et laborieux, vous serez estimé.

153. — Les parents ont aussi le tort, tout en croyant bien faire, d'imposer en quelque sorte à leur enfant trop jeune, une profession selon leur goût à eux. La tristesse, le découragement, le mal du pays en sont souvent la conséquence.

DE LA JEUNE FILLE.

154. — Au moment où va se développer chez la jeune fille l'attribut principal indiquant son aptitude à la reproduction, il s'opère en elle un grand changement. Que les parents fassent attention aux sensations que son nouvel état développe. Qu'ils sachent que leur moralité exercera sur elle une heureuse influence.

155. — Forte et robuste, elle se ressentira peu de ce changement ; mais faible et délicate, son teint sera pâle, ses yeux seront cerclés et languissants ; ses forces et l'appétit diminueront, elle choisira de préférence

les aliments les plus indigestes : faites usage de votre autorité pour lui imposer une bonne nourriture.

156. — Que la mère ne brusque pas sa fille à ce moment ; son caractère indocile, bizarre quelquefois n'est que le résultat du malaise qu'elle éprouve. Veillez à ce que cette première apparition ait lieu sans trouble et sans dérangement.

157. — La suppression des règles, soit après la première apparition, soit plus tard est la cause de maladies très-longues. Il faut à cette époque éviter l'humidité, l'eau froide, les écarts de régime et les impressions fortes de toute nature.

158. — Que les mères, que les maîtresses de maison, préviennent, avertissent la jeune fille du danger : questionnez-la sur la cause et la nature de ses malaises.

159. — La chlorose ou les pâles couleurs, suite ordinaire de la suppression, sont de toutes les maladies la plus insupportable pour les jeunes filles, surtout pour celles qui sont obligées de travailler. Elles ne peuvent mon-

ter ni même marcher, et sont d'une tristesse extrême.

160. — Ces maladies sont fréquentes dans certaines contrées et parmi les domestiques qui servent à la ville, parce qu'elles y sont plus exposées par la nature de leurs occupations.

161. — Une constitution faible, le changement d'habitudes, le défaut d'exercice, des désirs impossibles à satisfaire sont encore des causes prédisposantes.

162. — Que la jeune fille alors fasse violence à ces goûts, qu'elle laisse les fruits, la salade pour le bouillon gras, la viande et un peu de vin ; qu'elle ait du courage et prenne un peu d'exercice à l'air.

163. — Si les travaux de la campagne sont trop rudes pour la femme, les occupations trop sédentaires des villes leur conviennent encore moins. Les travaux d'aiguilles, le devidage et l'épluchage du coton ou de la laine dans les manufactures, la chaleur des fourneaux sont contraires à la santé, lorsqu'on s'y livre du matin au soir sans interruption.

164. — Un exercice modéré, et au grand air, tous les jours, pendant deux ou trois heures, combattrait efficacement l'inconvénient de ces professions. Le jardinage, la promenade, les occupations du ménage sont suffisants.

165. — Que les lingères, couturières, repasseuses, cuisinières, faibles de poitrine, n'hésistent pas à quitter leur état, si à une toux persistante viennent se joindre les pâles couleurs et les palpitations.

166. — Dans certaines classes de la société, l'instruction des jeunes filles n'est pas en rapport avec ce qu'elles doivent être plus tard. Beaucoup de parents ne reconnaissent pas, et leur fille doit en faire plus tard l'expérience, que, pour une femme, la première condition du bonheur dans le ménage c'est d'être préparée à tous les détails d'une maison.

167. — Apprenez à votre fille, quelle que soit sa position de fortune, le travail, l'ordre et l'économie. Ces connaissances procurent un exercice peu fatigant et salutaire.

168. — Ne la laissez pas dans l'oisiveté;

libre et inoccupée, elle s'adonnera à la coquetterie, à la lecture des romans, dont le moindre inconvénient sera de lui donner une idée
fausse de la vie de famille.

169. — C'est à la mère à diriger les premiers travaux de sa fille, selon sa force et
ses besoins, à éloigner d'elle les mauvais livres, les conversations déshonnêtes et tout
ce qui tend à éveiller les passions.

170. — Surveillez vos enfants, vous vous
éviterez pour plus tard l'emploi douloureux
de votre autorité pour empêcher des liaisons
et par suite des alliances auxquelles vous seriez contraint de consentir. Arrêtez sans colère ces rapports innocents d'abord, souvent
coupables plus tard.

171. — A la ville, le défaut d'éducation
et l'absence de toute surveillance de la mère
sont les deux principales causes du luxe, de
la coquetterie et souvent de la débauche.

172. — La jeune fille sort de l'école,
quand elle y va, à huit ou dix ans, pour aller travailler dans les ateliers où elle entend
des propos grossiers. Plus heureuse, lorsqu'elle se trouve en apprentissage chez une

maîtresse vertueuse, elle n'aura pas à craindre ces provocations.

173. — La coquetterie, le désir de plaire et d'être remarquée est un peu dans le caractère de la femme. Avec ses goûts de toilette, poussés à l'excès, ce qu'elle gagne ne peut suffire à ses besoins, et si elle n'a aucun sentiment moral, aucun respect d'elle-même, elle cèdera......

174. — On a dit que toutes les ouvrières étaient contraintes à cette dégradation; c'est une maxime fausse et immorale. Non, rien ne les y oblige, qu'elles le sachent bien toutes. Qu'elles mettent de côté toute espèce d'envie et de rivalité; si elles sont courageuses et modestes, elles auront toujours assez de leur gain.

DE L'HOMME.

175. — En mettant de côté la prédisposition à telles ou telles maladies, les constitutions faibles, les accidents impossibles à prévoir, l'homme ne sera malade que par son inconduite et par ses imprudences.

176. — Que l'homme y fasse attention, le vin, pris immodérément, et surtout l'eau-de-vie, conduisent à l'abrutissement, font perdre la santé et le goût du travail.

177. — L'ouvrier marié et père de famille ne pourrait-il pas se dispenser d'aller au cabaret? Non, répond-il, c'est notre seule distraction; cela nous tient lieu des fêtes, des soirées, que l'argent permet au riche. Vous ne comptez donc pour rien ces réunions de famille et d'amis, ces fêtes villageoises; pouvez-vous comparer au tête-à-tête du cabaret, aux joies brutales de l'ivrogne, ces jouissances si douces.

178. — Plus l'ouvrier est pauvre, plus il va au cabaret, parce qu'il oublie dans l'ivresse sa pauvreté et ses chagrins; mais, à son réveil, son désespoir ne peut qu'augmenter lorsqu'il voit sa famille mourant de froid et de faim.

179. — Parmi les causes qui contribuent le plus au relâchement de la vie de famille il faut placer au premier rang l'habitude qu'ont les ouvriers des villes de fêter le lundi, malheureuse habitude pour la santé d'a-

bord, pour le bien-être de la famille en-suite.

180. — La vie de famille est une condi-tion de bien-être et de santé ; elle est plus nécessaire au pauvre qu'au riche. Où trou-vera-t-il, si ce n'est dans son ménage, soins affectueux dans ses maladies, vigilance pour son entretien, et par-dessus tout ce conten-tement qui passe richesse.

181. — L'homme ne peut trouver le bon-heur que dans le mariage et au sein de sa famille. Le mariage influe favorablement sur la santé, sur la moralité, sur la durée de la vie.

182. — Sur la santé : car l'homme et la femme, pourvus d'organes destinés à la re-production, doivent s'unir pour obéir aux ordres de la nature, sous peine de compro-mettre la santé ; en outre, le célibataire abuse trop souvent de plaisirs dont la régu-larité du mariage empêche l'excès ou les ca-prices.

183. — Sur la moralité : parce qu'il cor-rige les passions fougueuses de la jeunesse et que l'influence de la femme arrête souvent

l'homme sur le chemin des vices ou des crimes.

184. — Sur la durée de la vie : on a remarqué que les célibataires vivaient moins long-temps, soit à cause de la continence, soit à cause des excès ; les femmes mêmes vivent plus long-temps que les filles.

185. — On entend souvent dire que ceux qui n'ont rien ne devraient pas se marier. Comme si le pauvre n'éprouvait pas les mêmes besoins que le riche. Empêcher le mariage, c'est favoriser le concubinage et l'on sait où conduit le concubinage.

186. — N'est-il pas vrai encore, que celui qui reste garçon ne sera pas plus riche à cinquante ans qu'à vingt ; les cabarets auront pris ses épargnes. S'il augmente ses charges en se mariant, il a au moins une famille qui l'attache à la vie, qui le soigne dans sa vieillesse.

187. — Si l'ambition de l'homme se bornait à désirer un peu d'aisance, rien ne serait plus légitime. Mais combien sont tourmentés par la soif des honneurs et des richesses ! Ne voyons-nous pas des hommes

sacrifier jusqu'à leur honneur et leur santé
pour la réussite de leurs projets?

188. — Beaucoup croient que pour arriver à l'aisance, les privations et un travail
poussé à l'excès sont les plus sûrs moyens.
Qu'ils se détrompent. Il suffit d'un peu de
bon sens pour comprendre que nous ne pouvons vivre sans une nourriture suffisante,
que nous ne pouvons toujours travailler sans
prendre un peu de repos.

189. — Rappelez-vous que vous ne pouvez disposer de votre vie, ni de votre santé;
elles appartiennent à votre famille. Ne compromettez pas vos forces mal-à-propos. Soyez
sobres sans être intéressés. Sachez encore
qu'un père peut transmettre à ses enfants
certaines maladies, fruit de ses débauches.

DE LA FEMME.

190. — Ne mariez pas votre fille avant
vingt ans; position brillante, avantage d'argent, que rien ne vous tente; car, jusque-là,
quoique formée, elle est trop faible pour remplir les devoirs de la maternité et vous auriez
à vous reprocher la perte de sa santé.

191. — Les unions trop précoces conduisent à des excès d'autant plus dangereux que la constitution n'a pas encore atteint son entier développement.

192. — Pour la femme, le mariage est l'acte le plus sacré de la vie. Mais plus elle y verra de bonheur, plus cruelle sera sa désillusion, si au lieu de ce qu'elle a rêvé, elle partage son lit avec un vieillard, un brutal ou un ivrogne.

193. — On ne connaît pas assez le danger des unions disproportionnées et mal assorties. Les parents, en autorisant et même en imposant de pareils liens, ne font pas assez attention aux maux, aux déceptions auxquels ils exposent leurs enfants.

194. — Que la fortune ne soit pas votre seule préoccupation ; que vos premières informations portent sur la santé, la conduite, le caractère et le travail. Apportez dans vos projets d'union plus de prudence et surtout plus de franchise, si vous voulez éviter des malheurs irréparables.

195. — Que les parents qui marient un épileptique, un poitrinaire, etc., sachent

bien que le mariage aggrave leur position et
que les descendants seront frappés des mêmes maux.

196. — Les vieillards, ou ceux qui ont
passé la moitié de leur vie dans le libertinage,
ne peuvent avoir que des enfants faibles. Que
leur fortune ne vous tente point.

197. — La grossesse est la conséquence
du mariage; elle s'annonce par des signes
particuliers, par des troubles plus ou moins
prononcés dans les habitudes, par des malaises, par des désirs singuliers. La plupart,
souvent très-marqués dans l'oisiveté, sont insensibles à la campagne.

198. — Pour beaucoup de femmes la grossesse n'est qu'une suite de souffrances depuis
le commencement jusqu'à la fin. Envies de
dormir, salivation, constipation, perte de
l'appétit, etc. D'autres fois, mais c'est plus
rare, elle agit favorablement.

199. — Pendant la grossesse, la femme
doit, plus qu'à toute autre époque, mettre
dans sa conduite une régularité et une prudence extrêmes; les émotions, les contrariétés font du mal à l'enfant.

200. — N'apportez aucun changement à votre nourriture, à moins qu'il ne survienne des indispositions, des maux d'estomac; mangez alors plus modérément. Abstenez-vous de vin pur et surtout d'eau-de-vie, car votre enfant en prendrait sa part.

201. — Les femmes enceintes ont souvent des envies bizarres; toutes les fois qu'il n'y a rien à craindre, il faut les satisfaire, pour ôter tout prétexte aux contrariétés; si vous prévoyez du danger, refusez énergiquement.

202. — Les fausses-couches, assez fréquentes chez les femmes oisives, s'expliquent assez difficilement. Lorsque les pertes sont suivies de douleurs dans les reins, l'avortement est à craindre. Mettez-vous au lit, restez-y quelques jours et faites le moins de mouvements possibles.

203. — L'accouchement est une terrible épreuve pour la femme; comment se fait-il alors qu'elle livre sa vie aux mains ignorantes d'une commère de village.

204. — Si l'accouchement marche bien, la première venue en fera autant qu'elle; mais

s'il y a danger, comment le reconnaîtra-t-elle?
Elle la laissera douze heures, vingt-quatre
heures en souffrances et, quand on appellera
le médecin, il sera trop tard.

205. — Laissez reposer tranquillement la
nouvelle accouchée; ayez soin de mettre sous
elle un drap plié et chauffé. Elle peut changer
de lit, mais il faut la porter doucement.
Changez les linges souvent à cause de la mauvaise odeur.

206. — Le vin chaud donné à la nouvelle
accouchée est une habitude qu'il importe de
combattre; il suffit qu'il puisse faire du mal
quelquefois pour qu'on en défende l'usage.
Donnez-lui plutôt une infusion de mélisse,
ou de tilleul et de feuilles d'oranger.

207. — Si les femmes de la ville restent
trop long-temps au lit, celles de la campagne
n'y restent pas assez; on en voit se lever dès
le deuxième jour et travailler en s'exposant
au froid et à la pluie; voilà comment les femmes les plus robustes trouvent la mort en peu
de jours.

208. — La mère qui ne nourrit pas doit

faire diète pendant huit à dix jours à cause de la fièvre de lait.

209. — La mère qui nourrit brave avec moins de danger toutes les indispositions qui suivent l'accouchement. Qu'elle ne change rien à sa nourriture, qu'elle ne mange pas trop salé, qu'elle ne boive ni vin pur ni eau-de-vie, qu'elle évite les contrariétés, les indispositions qui rendraient le lait mauvais. Pour tout cela qu'elle consulte la sage-femme.

210. — Pendant l'allaitement, il arrive assez souvent que les seins se gercent et se crevassent ; faites-y attention, il pourrait en résulter des engorgements laiteux qui vous forceraient à cesser de donner à téter. Au moment où les crevasses se forment faites usage d'un bout de sein.

211. — Que la femme fasse attention aux maladies particulières à son sexe ; la négligence les rend toutes dangereuses. Quand il s'agit de sa santé, et peut-être de sa vie, on doit mettre de côté la discrétion et la timidité. Les plus dangereuses sont les cancers ou chancres, les maladies de matrice, les hémorrhagies utérines, les flueurs blanches, etc.

212. — Les douleurs, à la suite d'un coup ou d'une chute sur les seins, ne doivent pas être négligées. Ces douleurs sont ordinairement lancinantes et le sein semble comme traversé par le feu.

213. — Que la nourrice, qui va chercher un enfant dans les grandes villes ou aux enfants trouvés, le fasse examiner sérieusement par un médecin; si malheureusement il n'était pas sain, non-seulement elle gagnerait sa maladie, mais elle la donnerait encore à son mari.

DE LA VIEILLESSE.

214. — La vieillesse s'annonce par un affaiblissement graduel de tous nos organes. C'est alors que l'homme apprécie les bienfaits de la famille. Qui s'intéresserait à lui s'il n'avait des enfants pour lui rendre la fin de sa vie supportable.

215. — Les excès de tout genre sont toujours dangereux, mais surtout dans la vieillesse; l'estomac s'affaiblit, les intestins trop souvent surexcités ne fonctionnent plus régu-

lièrement. On croit lui donner de la force en buvant des liqueurs fortes; c'est au contraire l'anéantissement qui arrive.

216. — Diminuez au contraire votre nourriture si votre appétit diminue. Abandonnez ces habitudes de boire qui n'exaltent votre énergie que pour un moment. S'il est bon de boire un peu de vin pour soutenir les forces, ne le faites qu'avec prudence.

217. — Que les ivrognes le sachent bien. Ceux qui, malgré des habitudes de boisson, sont arrivés à un âge avancé, étaient sains, robustes et d'une constitution exceptionnelle.

218. — L'homme, à cause de son genre de vie plus orageux que celui de sa compagne, est plus exposé qu'elle dans la vieillesse. La goutte, les rétentions d'urine, les rhumatismes, les attaques d'apoplexie et de paralysie sont les maladies les plus communes à cet âge.

219. — Dans un âge avancé, les fluxions de poitrine et les pleurésies, ainsi que la plupart des maladies sont toujours graves; il faut y faire attention.

220. — Les attaques d'apoplexie et les coups de sang, si communs dans la vieillesse, sont très-à craindre, parce que ces maladies se déclarent avec une telle promptitude que souvent les secours arrivent trop tard.

221. — Aussitôt que vous ressentez un engourdissement dans les membres, un assoupissement et des bouffées de chaleur à la figure, mettez les sangsues à l'anus, ou faites-vous saigner, purgez-vous et buvez peu de vin. L'ivrognerie, les chagrins violents, une nourriture trop abondante sont indiqués comme des causes prédisposantes.

222. — Que l'homme habitué au travail ne le quitte pas tout-à-coup; qu'il remplace un travail trop fatiguant par un autre qui l'exerce tout en l'amusant. Pour un homme actif, la cessation de tout travail c'est sa mort.

223. — Pour la femme, l'âge critique n'est pas aussi dangereux qu'on le croit généralement. Cependant le moment où elle cesse d'être réglée n'a pas lieu sans ébranler un peu sa santé.

224. — Elle doit donc prendre quelques précautions pour passer cette époque sans accidents. Qu'elle ne boive ni vin, ni café à l'eau, ni tisanes échauffantes. Qu'elle prenne de préférence une nourriture douce, qu'elle mène une vie régulière et qu'elle évite les plaisirs.

225. — La mort naturelle et dans un âge avancé c'est l'usure de tous nos organes.

226. — La mort par accident, au contraire, peut arriver à tout âge; elle est souvent instantanée et vient à la suite d'une chute violente, par la rupture d'une artère ou de la moelle épinière, par l'asphyxie, etc.

227. — La mort par inconduite, celle qui doit causer le plus de regrets, arrive plus lentement, mais elle ne recule jamais. Le corps se décompose, le sang se vicie et l'or comme la science sont impuissants contre elle.

DE L'INFLUENCE DES PROFESSIONS SUR LA
DURÉE DE LA VIE ET DES MALADIES OU

INDISPOSITIONS QU'ELLES PEUVENT OCCA-
SIONNER.

228. — On ne peut nier l'influence de certaines professions sur la durée de la vie, malgré tous les efforts tentés pour les rendre inoffensives. Chaque classe de travailleurs a son régime, ses mœurs, ses habitudes, ses maladies. Chaque état a ses inconvénients.

229. — Quelques métiers déterminent des indispositions qui pourraient être évitées, si les ouvriers prenaient plus de précautions et s'ils faisaient ce qu'il faut aussitôt qu'ils s'aperçoivent du mal.

230. — La malpropreté, la négligence, les mauvais vêtements sont autant de causes déterminantes.

231. — Quel que soit votre état, lavez vos mains à chaque repas, votre figure et vos mains matin et soir. Si vous maniez des substances dangereuses et que vous ne pouviez enlever ce qui y reste attaché, mettez dans l'eau un peu de potasse ou d'huile de vitriol. Ne mangez pas dans l'endroit où

vous travaillez, à moins que l'air n'y soit aussi pur que dehors.

232. — Les professions sédentaires et qui ne peuvent s'exercer que dans des ateliers resserrés, humides et privés d'air suffisant sont celles qui ont la plus fâcheuse influence sur la santé.

233. — Le battage et l'épluchage du coton, le nettoyage du chanvre et du lin, ainsi que tout ce qui donne lieu à un dégagement de poussière dans des ateliers fermés peuvent devenir la cause de graves accidents, parce que la poussière, entraînée par l'aspiration, irrite les poumons.

234. — Il faut autant que possible établir des courants d'air et travailler le côté au vent. Une boisson rafraîchissante, préparée avec une petite cuillerée à café d'acide tartrique et autant de bi-carbonate de soude, aurait l'avantage de débarrasser la gorge.

235. — A tous les ouvriers que leur état retient enfermés il faudrait deux ou trois heures de travail au grand air; si cela n'est pas possible, ils devraient au moins rester une heure dehors avant de se coucher.

236. — Les ouvriers qui travaillent le mercure, le cuivre, le plomb, l'arsenic, doivent prendre encore plus de précautions, parce qu'ici ils peuvent s'empoisonner.

237. — Les travaux de la campagne, quoique plus pénibles qu'à la ville, sont moins défavorables. D'un autre côté, l'ouvrier de la campagne est plus réservé dans ses plaisirs, moins fougueux dans ses passions, et quoique gagnant moins il économise davantage.

238. — L'ouvrier des villes ne pourrait-il économiser aussi? Pour cela il lui faudrait plus de prévoyance pour les temps de chômage et surtout plus de régularité dans ses rapports de famille.

239. — Quoiqu'on en dise, la vie est plus longue et plus assurée aujourd'hui qu'autrefois; elle le sera encore davantage lorsque chacun comprendra toute l'importance d'un genre de vie en rapport avec ses besoins.

LIVRE III. — De la Nourriture. — Des Vêtements. — Des Soins de Propreté. — Des Habitations.

DE LA NOURRITURE; ALIMENTS.

240. — La nourriture, selon qu'elle est bonne ou mauvaise, a une influence qui se révèle à tous les âges, chez tous les individus et dans toutes les conditions.

241. — Tout aliment, contenant peu ou point de matière nourrissante, doit être rejeté comme malfaisant ou au moins inutile. C'est surtout dans la convalescence et à la suite d'une indisposition qu'il est important de ne pas fatiguer l'estomac.

242. — La qualité des aliments dépend beaucoup de leur préparation et varie selon les individus qui en font usage.

243. — Ayez des repas réglés; c'est une bonne habitude; en ne faisant point d'excès on est toujours sûr d'avoir bon appétit. Faites au moins trois repas par jour, si vous vous livrez à un travail fatiguant.

244. — Tout ouvrier ne devrait pas sor-

tir de chez lui sans avoir mangé la soupe, en hiver surtout; avec cette précaution, il bravera le froid sans souffrir.

245. — Le pain, étant la partie principale du repas, doit être de bonne qualité. Celui de froment est le meilleur; cependant, mêlé à un peu de seigle, il est également bon et sèche moins. Le maïs fournit un pain plus nourrissant et plus agréable que celui d'orge.

246. — Pour être bien fait, le pain demande certaines précautions qu'on ne prend pas toujours à la campagne; il est dur, serré et ne trempe pas bien à la soupe. Un peu de sel lui donne un goût agréable.

247. — Si, quoique bien fait, il est lourd et plat, la farine a été falsifiée. Tous ceux qui ont écrasé dans leur bouche des grains de blé ont dû remarquer qu'une partie molle, coriace, élastique ne s'en allait pas avec la salive; c'est le gluten, sans lequel il est impossible de faire du bon pain.

248. — Les haricots, le riz, la fécule de pomme de terre ne peuvent faire du pain, à moins qu'ils ne soient mélangés dans la

proportion de vingt à trente kilogrammes sur cent de bonne farine.

249. — Le son contient beaucoup de matières nutritives qu'on rejette à tort, pour avoir un pain plus blanc; cependant le pain blanc convient mieux à l'estomac des vieillards, des convalescents et des personnes qui ne font rien.

250. — La viande est le meilleur aliment pour celui qui travaille; très-nourrissante, sous un petit volume, elle charge moins l'estomac et répare mieux nos forces.

251. — Si le régime maigre ne convient pas, il ne faut pas non plus toujours manger gras La continuation du même régime amène le dégoût. Variez la nourriture autant que possible.

252. — Il est difficile de classer les aliments d'après leur plus ou moins facile digestion; telle viande digère bien chez l'un et fait du mal à l'autre; ou bien encore indigeste aujourd'hui elle sera légère demain.

253. — Les meilleures viandes sont : le bœuf, le mouton, le veau, pourvu qu'il soit assez vieux, le dinde, le porc; ce dernier est

plus lourd pour les personnes oisives. Rôties, elles sont plus échauffantes, mais elles donnent à nos forces une énergie considérable.

254. — Pour les convalescents et les gens faibles, les poissons, les viandes blanches, le jeune veau, le poulet sont préférables.

255. — La viande trop faite et qui sent mauvais fait du mal. On lui fait perdre ce mauvais goût, tout en la rendant meilleure, en la mettant bouillir un instant dans de l'eau et en y ajoutant, au moment de la retirer, un peu de braise allumée.

256. — Le porc est une grande ressource pour un ménage; il serait à désirer que ceux qui n'ont pas ce qu'il faut pour en élever puissent en acheter un gras tous les ans. Quoique lourde, elle ne fait jamais de mal à l'homme robuste; c'est donc à tort qu'on la défend dans les épidémies.

257. — Le bon bouillon gras est nutritif, agréable et facile à digérer. C'est un malheur si la famille ne peut manger la soupe grasse au moins une fois par jour.

258. — Les œufs nourrissent bien et sont d'une facile digestion, pourvu qu'on ne les mange pas durs. Ils ne font jamais de mal et n'échauffent pas, comme on le croit généralement.

259. — Le lait est un aliment doux et agréable; cependant une nourriture composée exclusivement de laitage, n'est bonne que pour les personnes qui ne font rien et ne convient pas aux enfants faibles, gros et scrofuleux. Il est indispensable dans quelques maladies.

260. — Les légumes, qu'on se procure facilement et à bon marché, sont une grande ressource pour les familles peu aisées; les pommes de terre, les haricots, les pois, les lentilles, arrangés en bouillie ou purée, sont très-nourrissants.

261. — Les carottes, betteraves, navets, oignons sont également nourrissants. On conserve le chou sous le nom de choucroute, en le faisant fermenter avec force sel. Le cresson, la laitue cuite, les asperges, la chicorée, renferment peu de matières nutritives; ils conviennent dans la convalescence.

262. — Les fruits, en parfaite maturité, ne font jamais de mal; quelques-uns, par leur composition, font l'office de légers purgatifs en agissant naturellement sur les intestins, ce sont : les raisins, les cerises, les prunes, les pruneaux. Ils ont aussi l'avantage de réveiller l'appétit et de rendre les digestions plus faciles

263. — Le sel est non-seulement un besoin à cause de son influence excitante sur l'appareil digestif et par le goût agréable qu'il donne aux mets, mais encore comme aliment.

264. — L'ail, l'oignon, l'échalotte, les ciboules ont une utilité incontestable dans les pays marécageux, humides et fiévreux.

265. — Le poivre, la canelle, les clous de girofles, et en général tous les épices, ont plutôt un effet nuisible qu'utile. Le vinaigre doit être employé avec ménagement; ne le buvez jamais pur, il abîme l'estomac.

266. — La plupart des substances qui servent à notre nourriture se conserveraient bien si on les mettait à l'abri du contact de l'air, ou si on les privait, les légumes

par exemple, de l'eau qu'ils contiennent.

267. — On conserve les pois, les haricots verts et les fruits, en les enfermant dans des vases et les chauffant à l'eau bouillante; les œufs, en les mettant dans de l'eau de chaux ou dans de la petite braise; les légumes, en les faisant dessécher de manière à perdre toute leur eau de végétation; les viandes, en les salant.

BOISSONS.

268. — L'usage général de l'eau, soit comme boisson, soit pour la préparation de notre nourriture, soit même pour le lavage du linge, exige qu'elle soit bonne.

269. — Pour être bonne, elle doit avoir une saveur franche, sans arrière-goût; elle doit être claire, fraîche et bien aérée; elle doit bien mousser avec le savon et bien cuire les légumes; elle est alors ce qu'on appelle potable.

270. — L'eau de puits est la plus mauvaise; elle est ordinairement dure, elle ne savonne pas et cuit mal les légumes. L'eau

de mare, quoique regardée comme mauvaise, vaut mieux et n'a pas les inconvénients
qu'on lui attribue, si on la fait passer à travers une couche de sable ou de charbon.

271. — Pour que l'eau désaltère bien, il
faut qu'elle soit plus froide que n'est l'intérieur de notre corps; bue trop froide, elle
cause de graves accidents; beaucoup de pleurésies viennent de ce qu'on a bu de l'eau
trop froide, ayant chaud.

272. — L'eau est la boisson par excellence; elle aide la digestion et n'excite pas
comme les boissons alcooliques. Les personnes fortes, bilieuses s'en trouvent bien.

273. — Le vin fortifie et convient, pris
modérément, aux individus faibles, à ceux
qui habitent des contrées humides, et surtout à l'homme qui travaille beaucoup.

274. — Quoique l'eau-de-vie, bue en
petite quantité, ne soit pas malfaisante pour
l'homme, c'est une mauvaise boisson, parce
qu'elle donne plus facilement lieu à des excès. Il devrait être défendu à tous les débitants d'en donner à des enfants au-dessous
de quinze ans.

275. — L'absinthe, le vermouth et autres liqueurs semblables, beaucoup trop fortes, devraient être défendues comme étant préjudiciables à la santé.

276. — Il ne serait pas sans danger de priver tout-à-coup un ivrogne de boire; cette habitude, plus que toute autre, n'est pas facile à perdre; mais c'est avant de la prendre qu'il faut songer aux suites.

277. — L'homme, en état complet d'ivresse, ne doit pas être abandonné à lui-même; il pourrait mourir. Dans l'ivresse commençante, dix-huit à vingt gouttes d'alcali dans un verre d'eau, ou mieux trois cuillerées à bouche de vinaigre, dans trois demi verres d'eau, suffisent pour la dissiper.

278. — Dans les grandes villes, on falsifie le vin en y ajoutant de l'alcool, de l'eau et une matière colorante; d'autres fois même de la litharge, dans le but de l'adoucir; cette dernière fraude, plus coupable parce que ce sel de plomb est un poison, n'est plus guère employée.

279. — Le meilleur et le plus inoffensif moyen, pour adoucir les vins ou les cidres

aigres, consiste à délayer dedans, de la craie ou même des cendres.

280. — Le cidre est une boisson agréable, si, en écrasant les pommes, on y ajoute de l'eau en quantité suffisante; il est toujours plus doux que le cidre coupé avec de l'eau lorsqu'il est paré; il remplace avantageusement le vin; beaucoup le préfèrent à l'eau rougie.

281. — La bière est rafraîchissante et fait rarement mal; dans le nord de la France, on la boit en mangeant.

282. — Pour beaucoup d'ouvriers, ces boissons sont du luxe. Voici la recette d'une boisson saine et peu coûteuse : Racine de réglisse, trois kilogrammes, versez dessus six litres d'eau bouillante, faites infuser ensuite cinq cents grammes de houblon dans six litres d'eau, après vingt-quatre heures, passez et ajoutez quatre cent cinquante litres d'eau froide *(Duboys de Limoges.)*

283. — Le thé donne, par son infusion, une boisson d'une saveur agréable et qui n'a pas les mêmes inconvénients que le café; pris comme boisson d'agrément, il agite

certaines personnes ; pris dans beaucoup
d'indispositions, il ne fait jamais que du
bien.

284. — C'est le meilleur et le plus puissant stimulant des forces digestives ; la grande consommation qui s'en fait dans les villes
se propage dans les campagnes où on commence à reconnaître ses bons effets.

285. — Il faut le prendre dans les fausses indigestions, les maux de cœur, les fatigues. Il convient aux personnes grasses et
qui digèrent mal. On prétend qu'il peut
faire perdre le goût de la boisson aux ivrognes.

286. — Tous les thés n'ont pas la même
qualité ; le vert est le plus mauvais, c'est le
rebut des autres : il agite davantage. J'accorde, par expérience, la préférence au mélange suivant : Thé perlé, seize grammes,
thé poudre à canon et thé noir, de chaque,
huit grammes.

287. — L'infusion se fait en jetant dans
une cafetière d'eau bouillante, de la conte-
nance d'un verre ordinaire, plein un dé à
coudre de thé, on retire du feu, on laisse

infuser dix minutes et on le boit très-chaud, après l'avoir passé et sucré.

288. — Le café, chez beaucoup de personnes, trouble la digestion au lieu de l'activer. Il n'est bon que dans les cas où il faut relever les forces; il est bon encore dans les pays marécageux et malsains.

289. — Ne le prenez jamais dans le but de vous empêcher de dormir et encore moins pour vous procurer des jouissances imaginaires; l'habitude ne serait pas sans danger.

290. — Le café passe pour être nourrissant; des ouvriers ont pu s'en nourrir exclusivement. Pour quelques femmes nerveuses et sujettes à des constipations, il est certain que le café au lait a des inconvénients; que la femme mange la soupe à déjeuner, avec son mari et ses enfants, c'est encore la nourriture qui lui convient le mieux.

291. — Le chocolat, quoiqu'un peu lourd, convient aux femmes irritables et aux enfants. Le bon chocolat ne doit pas épaissir en le faisant; s'il épaissit il contient de la fécule.

DES VÊTEMENTS.

292. — L'habillement doit varier suivant les âges, les saisons, l'état de santé et les contrées qu'on habite.

293. — Les vêtements de laine sont plus chauds que ceux de lin ou de chanvre, parce qu'ils s'opposent au passage de l'air froid et qu'ils retiennent la chaleur du corps. Le coton tient le milieu entre la laine et la toile.

294. — Les vêtements en caoutchouc, ou tout autre tissu imperméable à la pluie, sont mauvais, parce qu'ils s'opposent au passage de la transpiration.

295. — Les enfants supportent bien le froid. Ne les couvrez pas trop; les lainages ne valent rien pour eux; la flanelle, en retenant la sueur, entretient leur peau toujours humide. Ils s'élèvent alors mous et délicats.

296. — Leurs habits doivent être de toile ou de coton et assez larges pour ne pas gêner leurs mouvements. Ne mettez pas de bretelles au petit garçon; attachez son pan-

talon au gilet ; lavez souvent leurs habits.

297. — Laissez-leur la tête nue, s'ils se portent bien. Mettez-leur des sabots en hiver à cause de l'humidité, des souliers en été pour qu'il puissent courir.

298. — Le costume des jeunes filles, jusqu'à l'âge de vingt ans, doit être large pour ne gêner en rien le développement de leurs formes et de leur taille. Une robe sans taille, avec une ceinture lâche, est le vêtement le plus commode et le meilleur à cet âge.

299. — Le corset à busc, considéré comme nécessaire pour soutenir la taille, produit un effet tout contraire ; il augmente les défauts tout en les cachant.

300. — Jusqu'à quinze ans, la jeune fille ne devrait porter aucun corset, à moins qu'il ne soit d'un tissu élastique et sans baleines, ni lames d'acier. Beaucoup ont la mauvaise habitude de se servir pour jarretières de rubans étroits qu'elles serrent fortement. Pour éviter tout danger on devrait les attacher au-dessus du genou.

301. — Il faut au vieillard affaibli et ne travaillant plus des vêtements de laine pour

le mettre à l'abri du froid et de l'humidité. Le gilet de flanelle, porté sur la peau, entretient une chaleur à-peu-près égale et a en outre l'avantage d'exciter une légère irritation nécessaire à cet âge.

302. — Que le vieillard porte le caleçon et le gilet tous les deux en flanelle, le gilet sous la chemise bien entendu. Les personnes faibles, malades ou convalescentes doivent également faire usage de flanelle. Il faut que ces vêtements soient lavés au moins une fois toutes les semaines.

303. — Pour l'ouvrier robuste, habitué au travail, ces précautions sont inutiles; pour lui la toile vaut mieux, l'air circule plus librement à travers et on la débarrasse plus facilement des matières qui la salissent.

304. — Changez de linge souvent, il se fatiguera moins. Il faut savoir aussi que les vêtements pleins de crasse et de poussière sont malsains et occasionnent souvent des maladies de peau.

305. — La blouse sert à-la-fois de manteau et de vêtement de fatigue; quoique légère, elle abrite bien. C'est un des vê-

tements les plus commodes et les plus propres, parce qu'il se nettoie facilement.

306. — Que la femme ne se laisse pas
dominer par la mode; qu'elle ne reste jamais décolletée; qu'elle se souvienne que les
suppressions sont inévitables avec ces imprudences.

307. — Le chapeau des hommes est la
coiffure la plus incommode qu'on puisse
imaginer; il comprime la tête et l'engourdit.
Les coiffures qui ne laissent pas passer l'air,
telles que celles de laine ou de caoutchouc,
ne valent rien non plus.

308. — Il faut que l'air puisse circuler
autour de la tête, si l'on veut éviter les
maux de tête et les congestions. C'est même
une bonne précaution que d'ôter son chapeau de temps en temps.

309. — La coiffure la plus commode est
la casquette pour l'hiver, le chapeau de
paille pour l'été. Le bonnet de coton est trop
chaud et ne convient qu'aux vieillards et
aux malades.

310. — La cravate nuit pour le travail;
trop serrée, elle gêne la respiration et la cir-

culation, et, si par malheur on l'ôte, étant en sueur, le mal de gorge est immanquable. Il faut la porter étroite et lâche; point de cols empesés, point de cravates larges et raides.

311. — Les sabots sont la meilleure des chaussures pour l'hiver; on peut résister au froid, pourvu qu'on ait les pieds secs. Ne restez jamais l'hiver les pieds sur la pierre ou dans l'humidité, avec des chaussons ou des petits souliers.

312. — Les souliers trop étroits sont la cause des cors et durillons; ils déforment aussi les doigts des pieds en les faisant monter les uns sur les autres. Les talons des bottes ou de souliers ne doivent pas être trop élevés, ils occasionnent des entorses toujours douloureuses.

313. — Les bas de laine ne sont bons que pour les vieillards et ceux qui ne font rien. Si peu que la transpiration soit abondante, les pieds sont toujours mouillés.

DES SOINS DE PROPRETÉ.

314. — Beaucoup de gens croient que la

propreté ne sert à rien, c'est une erreur ; pour dire cela il faut ignorer complétement les fonctions importantes que remplit la peau.

315. — Les enfants demandent beaucoup de soins. Lavez-leur la tête et la figure tous les jours, avec un peu d'eau tiède ; ôtez la crasse qui empêche les cheveux de pousser ; il n'y a aucun danger. Peignez-les aussi tous les jours, détruisez les poux ; c'est une erreur de croire qu'ils sont nécessaires à la santé.

316. — Tous les matins, dans la première année, lavez-les par tout le corps, plus tard, toutes les semaines ; lavez-leur les mains et la figure tous les jours ; faites-leur prendre un bain une fois par mois.

317. — L'homme doit également se laver les mains et la figure tous les matins en se levant ; il doit en même temps se peigner et se nettoyer la tête.

318. — Les bains d'eau tiède, pour l'ouvrier des villes, sont de la plus grande utilité. La peau, au moyen de petits trous imperceptibles, laisse passer une transpira-

tion nécessaire à la santé; si la crasse et la poussière bouchent ces petits trous, elle ne peut avoir lieu.

319. — Ils sont surtout indispensables à ceux qui sont constamment au milieu d'une poussière irritante et souvent dangereuse, qui pénètre à l'intérieur par les pores de la peau.

320. — Toutes les semaines au moins il faudrait prendre un bain; la dépense sera peu de chose, une fois que des établissements publics de bains seront organisés partout, comme ils le sont déjà dans beaucoup de grandes villes.

321. — Dans l'été, les bains frais à la rivière, sont fortifiants, pourvu qu'on ne se baigne qu'une fois ou deux par semaine; n'y restez pas trop longtemps et retirez-vous, lorsque le froid vous prend.

322. — Ne vous mettez à l'eau que trois heures après avoir mangé. En entrant, à moins que vous ne vous y jetiez tout-à-coup, ayez soin d'en jeter un peu sur votre figure et sur vos épaules. Aussitôt sorti de l'eau, essuyez-vous et habillez-vous promptement.

323. — N'allez jamais vous baigner seul ;
une indisposition subite peut vous prendre
et vous seriez sans secours.

324. — Les bains froids ne sont contraires qu'aux personnes qui ont des battements
de cœur ou qui sont sujettes aux étourdissements et aux crachements de sang.

325. — L'ouvrier de la campagne se pas-
sera plus facilement de bains, s'il change de
linge souvent, parce que la sueur abondante
nettoie le corps.

326. — La propreté est une vertu, surtout pour la femme. L'homme partant dès le
matin pour ses travaux, les soins du ménage
retombent sur la femme ; c'est à elle surtout que devra s'adresser le reproche de
malpropreté.

327. — Mais, pour que le reproche soit
mérité, il faut la laisser chez elle ; si elle est
forcée de travailler dehors toute la journée,
son ménage en souffrira.

328. — Ouvrez dès le matin les fenêtres
des chambres à coucher ; cette précaution
est nécessaire pour chasser le mauvais air
qui s'y est accumulé. Mettez les draps et

matelas dehors, au moins une fois par semaine. Changez de draps tous les mois.

329. — A force de vouloir faire son lit
propre et joli, la femme en vient à le rendre
mauvais pour la santé. Trop mou, il échauffe et affaiblit par les sueurs abondantes qu'il
occasionne, et les digestions deviennent
plus pénibles. Le crin vaut mieux que la
plume et son mélange avec le coton forme
un bon coucher.

330. — Le linge de corps, aussitôt quitté,
doit être lavé; si vous le laissez dans la crasse, il sent mauvais, se pourrit et ne se nettoie jamais bien.

331. — Rien n'ôte l'appétit, lorsqu'on se
met à table, comme la malpropreté des ustensiles de cuisine et même de la cuisinière;
dans certains cas, le dégoût est tel qu'on ne
pourrait manger sans s'exposer à une indigestion.

332. — La femme ne doit se mettre à
préparer les repas qu'après s'être coiffée et
après avoir lavé ses mains et sa figure.

333. — Les vases de cuivre, casseroles,
chaudières, etc., s'ils ne sont pas bien éta-

més, sont la cause d'empoisonnements toujours graves et, comme on ne peut répondre d'une négligence, il vaut mieux ne pas s'en servir. Avec la graisse et le vinaigre, le vertde-gris se forme promptement; aussi faut-il en retirer les mets encore chauds.

334. — La terre cuite, le grès, la faïence, la porcelaine, le fer devraient se trouver seuls dans le ménage; ils sont sans danger, même étant malpropres.

335. — Par prudence, ne faites jamais coucher un étranger dans votre lit; c'est ainsi qu'on attrape de la vermine et qu'on gagne la gale et d'autres maladies.

336. — Ne vous servez, dans aucun cas, des draps ou a couché un étranger sans les laver.

337. — Une foule de petits soins de propreté négligés peuvent devenir la cause de beaucoup d'infirmités. Nettoyez vos oreilles de temps en temps; la matière jaune qui s'y forme vous rendrait sourd en se durcissant.

338. — Il ne faudrait pas beaucoup de temps pour se nettoyer la bouche tous les

matins et même après les repas. En mettant dans un peu d'eau quelques gouttes de vinaigre ou d'eau-de-vie on éviterait le scorbut.

339. — En prenant ces précautions, les dents se gâteraient moins et ne se déchausseraient pas, les gencives ne seraient pas enflammées et malades, la bouche ne sentirait pas mauvais.

340. — Lorsque les dents sont gâtées tout-à-fait, faites-les arracher. Dans le commencement, faites-les cautériser avec le nitrate acide de mercure, la carie s'arrêtera. Pour calmer les douleurs, la créosote est le meilleur moyen.

341. — Il ne suffit pas d'ouvrir les fenêtres pour rendre sain un appartement où il est mort quelqu'un, il faut l'arroser en outre de chlorure d'oxide de sodium. En temps d'épidémie, il faut prendre la même précaution.

342. — Les écuries et étables, après la mort des bestiaux, seront assainis de la même manière et même avec plus de précautions, s'ils sont morts de maladies contagieuses. Des fumigations avec le manganèse,

l'acide sulfurique et le sel sont alors nécessaires. En temps d'épidémie, c'est encore
un préservatif puissant.

DES HABITATIONS.

343. — Pour vivre, il faut de l'air pur
et en assez grande quantité. Cette vérité
doit faire comprendre l'importance des logements bien disposés.

344. — En effet une nombreuse famille
peut-elle rester, sans danger, huit à dix
heures enfermée dans une chambre petite
et peu aérée, et cela à part les maladies
contagieuses qui peuvent survenir et que
l'encombrement rend plus meurtrières.

345. — L'ouvrier de la ville loue son logement, le plus souvent sans s'inquiéter s'il
remplit les conditions de salubrité nécessaires; il va au bon marché. Il ne sait pas que,
pour une économie de quelques francs, il
s'expose à rendre malade toute sa famille.

346 — On en voit qui disent : Je suis
dans une chambre regardée comme malsaine
et je n'en souffre pas. C'est une erreur qu'il

importe de combattre; si l'action d'une mauvaise influence n'est pas sensible tout-à-coup, répétée tous les jours, elle ruine la santé la plus robuste.

347. — Occupez-vous, dans le choix de votre logement, plutôt des conditions de bien être que du luxe. Examinez s'il est sec et bien exposé, si les plafonds sont élevés, si les fenêtres sont assez nombreuses, assez grandes et si elles donnent sur la rue ou sur une cour assez spacieuse pour que le soleil puisse y arriver.

348. — Que les propriétaires, qui font bâtir à la ville, sacrifient un peu leur intérêt en pensant aux familles pauvres et nombreuses qui viendront habiter ces maisons.

349. — Les maisons sont, en général, trop élevées et les cours trop étroites; ce qui est cause que les rez-de-chaussées ne sont pas aussi sains que les étages supérieurs, surtout s'ils ne sont pas élevés au-dessus du sol et sur une cave.

350. — Il faut que la cuisine soit séparée des chambres à coucher, que les fourneaux soient sous une voûte communiquant,

au moyen d'un tuyau, avec la cheminée, que les lieux d'aisances soient isolés des appartements, en laissant un vide entre les murs et le tuyau.

351. — Rien ne serait plus facile que de se loger sainement à la campagne; mais là chacun est son architecte et souvent son maçon; aussi ces habitations se ressentent-elles des caprices plus ou moins bizarres de leur propriétaire.

352. — On voit des maisons avec une distribution faite contre toutes les règles du bon sens; des ouvertures trop petites, des portes mal closes et mal placées, souvent pas de cheminées ou alors elles sont trop creuses, absorbent la chaleur, au lieu de la répandre dans la chambre et fument presque toujours.

353. — Placez la façade au levant ou au midi autant que possible; ayez soin que le carrelage soit à un pied au moins au-dessus du sol et toujours sur une cave. Tout autour des murs et à l'extérieur, creusez un petit fossé pour l'écoulement des eaux.

354. — Éloignez de votre demeure les

eaux de fumier et les eaux croupies ; rien n'est dégoûtant et malsain comme ces flaques d'eau qui séjournent devant la porte et les croisées.

355. — A la campagne, au milieu de grandes cours plantées d'arbres, les fumiers et les eaux stagnantes n'ont pas le même inconvénient qu'à la ville, où les cours sont étroites et les murs élevés.

356. — Les eaux de fumier ne sont pas aussi pernicieuses qu'on a bien voulu le dire. Les marais, les étangs désséchés sont plus dangereux, parce que, pendant la sécheresse, il reste sur le sol des débris d'animaux et de plantes ; ce qui occasionne des épidémies.

357. — Isolez la maison d'habitation des granges et des fours à cuire, parce que ces bâtiments sont exposés à être incendiés. Éloignez-la aussi des écuries, étables, bergeries non à cause des animaux, mais à cause de l'odeur des fumiers.

338. — Les incendies sont, pour la plupart, le résultat d'une imprudence. Ne vous couchez jamais sans faire une ronde dans les

bâtiments où l'on va avec de la lumière. Ne laissez jamais fumer dans les bâtiments où il y a de la paille ou même du bois.

359. — Abandonnez les couvertures en paille; une flammèche de cheminée, tombant sur de la paille sèche, l'enflammera inévitablement. Elles offrent aussi à la malveillance la plus grande facilité.

360. — Ne couchez dans une maison neuve, que six mois après son achèvement, dans les chambres peintes ou blanchies, qu'au bout d'un mois. Rien n'est plus malsain que d'y loger trop tôt.

361. — Les habitations doivent être divisées selon le nombre et le sexe des enfants; respectez la morale et évitez l'encombrement qui n'aurait pas d'excuse. L'ameublement doit être simple et propre pour éviter la vermine et les insectes.

362. — Les alcôves, encore en usage dans beaucoup de pays, devraient être supprimées; l'air, vicié par la respiration, ne peut s'y renouveler. Les rideaux de lit doivent être ouverts pendant la nuit et non fermés, comme on le fait généralement.

363. — C'est surtout pendant la nuit que nous avons besoin de beaucoup d'air ; les portes étant bien closes, il ne peut pénétrer. Pour cette raison les chambres à coucher ne doivent rien contenir qui puisse l'altérer.

364. — Répétons ici ce conseil : « Point de lampes, point de feu dans les poëles, point d'animaux dans les chambres à coucher pendant la nuit. Ce sont les causes principales de la viciation de l'air. »

365. — Ne faites jamais coucher de chiens ni de chats dans votre chambre. N'y laissez point également de fleurs ; l'acide carbonique qu'elles dégagent vicie l'air encore plus promptement ; d'un autre côté, leur odeur fait mal à la tête.

366. — Si les bergers et les charretiers couchent avec leurs bestiaux sans inconvénient, c'est que des forts courants d'air sont toujours établis dans ces écuries.

367. — Les chambres basses, humides et peu aérées doivent être chauffées par les temps froids et humides. Les cheminées

sont préférables aux poëles; elles chauffent moins, mais la chaleur est plus douce.

368. — Le poële, donnant plus de chaleur, tout en brûlant moins de bois, se trouve dans beaucoup de ménages peu aisés. Prenez les précautions suivantes : Ne poussez pas le feu trop fort; entr'autres inconvénients, vous pourriez en sortant gagner un bon rhume, ou quelque chose de pis. Pratiquez une petite ouverture pour avoir de l'air à volonté. Ayez soin de laisser dessus un vase toujours plein d'eau. Ne fermez jamais la clé du poële en vous couchant sous le prétexte de garder de la chaleur.

369. — Ne mettez jamais de braise allumée dans votre chambre, à moins qu'elle ne soit placée sous une cheminée.

370. — Beaucoup de gens, à la campagne, mépriseront peut-être ces précautions. Ils couchent, disent-ils, dehors ou dans les greniers l'été et ne s'en trouvent pas plus mal. C'est encore une habitude qui n'est pas sans danger; car, quoique fort et robuste, il est toujours dangereux de s'exposer à l'air froid pendant toute une nuit.

HYGIÈNE POPULAIRE.

DÉFINITION ET UTILITÉ DE L'HYGIÈNE.

(1) C'est un si grand bonheur d'avoir la santé que rien ne doit être négligé pour la conserver. La science qui nous enseigne les précautions à prendre pour la maintenir ainsi que les causes qui pourraient l'altérer, c'est l'hygiène.

(2) Son utilité n'est contestée par personne, mais ce n'est pas assez, il faut écouter ses conseils. Combien de maux et de souffrances s'épargnerait l'homme, s'il suivait les préceptes si simples de l'hygiène! Dire qu'il ne sera jamais malade, ce serait aller trop loin, parce qu'il y a des maladies qu'aucune puissance humaine ne peut prévenir. Mais s'il est impossible de prévoir une attaque de paralysie, par exemple, rien n'est plus facile au contraire que de se préserver d'un rhume qui peut dégénérer en un catharre ou en une fluxion de poitrine, que d'éviter une indigestion et bien d'autres indispositions.

Cependant une espèce de lutte est engagée entre l'instinct de la conservation qu'a tout être vivant et les agents de destruction qui nous séduisent et que nous rencontrons à chaque pas. Heureusement, à côté du mal se trouve le remède, à condition que nous veillerons au plus petit dérangement survenu dans nos organes; constamment menacés, soyons constamment sur nos gardes et ne disons pas comme le fataliste : Eh ! que m'importe vos précautions, l'heure de ma mort est écrite là haut; vous ne la retarderez pas d'une minute.

Une femme célèbre a dit : « L'homme n'est malheureux que par sa faute. » Ne pourrait-on pas dire avec autant de vérité : On n'est malade que par sa faute. En effet, si nous mettons de côté les accidents impossibles à prévoir, les constitutions faibles, la prédisposition à certaines maladies, l'homme sain, une fois arrivé à l'âge de dix-huit à vingt ans, est presque le maître d'abréger ou de prolonger son existence.

(3) Le Créateur n'a pas fait l'homme pour être malade; voyez plutôt comme sa prévoyance a su garantir les organes essentiels à la vie, comme il a bien pourvu à tout dans notre organisation ! Voyez le cerveau, siège de la pensée, garanti par une espèce de boîte composée d'os s'emboîtant les

uns dans les autres et susceptible d'une résistance extraordinaire ! Voyez le cœur, les poumons protégés par les côtes, la moëlle épinière, par la colonne vertébrale, suite d'anneaux flexibles, se pliant dans tous les sens !

Voyez enfin l'appareil digestif plus compliqué que les machines les plus ingénieuses et néanmoins plus délicat cent fois, comme elles aussi régulier dans ses fonctions !

Mais ces machines ne peuvent aller sans une surveillance habile et continuelle. Il faut les débarrasser du cambouis qui finirait par entraver leur marche; il faut prêter une attention minutieuse à ce qu'aucune pièce ne se dérange ou fasse défaut; il faut graisser les rouages pour qu'ils ne s'usent pas. Notre estomac, ce grand réparateur qui travaille sans relâche, notre corps tout entier réclame les mêmes soins. Seulement ici c'est la machine elle même, c'est l'homme qui doit pourvoir à sa propre conservation, en distinguant ce qui est utile de ce qui peut lui être nuisible Tâchons de faire ici comme les animaux, peut-être en cela plus raisonnables que l'homme; chez eux, l'instinct de la conservation semble plus développé; ils distinguent avec un tact extraordinaire ce qui leur est bon de ce qui peut leur faire du mal. Une vache paîtra autour de la belladone sans y toucher. La poule saura trier, dans la nourriture qu'on lui jette, le bon grain d'avec le mauvais.

(4) Mais, nous avons encore à nous défendre contre deux sortes de causes qui attaquent sans cesse la santé : 1º les causes morales qui se trouvent dans nos passions; 2º les causes physiques, dans les agents hostiles et les mauvaises influences qui nous entourent ou même vivent en nous.

1° DES PASSIONS.

(5) Les passions sont dans la nature de l'espèce humaine : bonnes, presque toutes, quand elles sont dirigées vers le bien, mauvaises, presque toujours, quand le désœuvrement les exagère ou les dénature ; ce sont alors des vices et les ennemis les plus dangereux de notre repos.

(6) Sans doute elles peuvent causer à l'homme de poignants regrets et lui laisser parfois de tristes souvenirs, mais elles lui sont nécessaires. Que serait-il sans passions? Une machine sans volonté, sans sensibilité, sans émulation. Mais la sensibilité c'est l'attribut le plus précieux de l'homme, la source de ses plus vives et de ses plus pures jouissances. L'amitié, l'amour du bien et de la famille, le devoir, la reconnaissance, l'humanité, le patriotisme, c'est là qu'on trouve le bon-

heur, c'est dans ce bonheur qu'on trouve la santé.

Les mauvaises passions, au lieu de servir au développement des vertus, nous entraînent aux plus grands vices; ce sont la paresse et ses filles, l'oisiveté, la débauche et l'ivrognerie, ensuite le jeu, la colère, la jalousie, l'envie, l'orgueil, la haine, etc. Ces passions ont souvent sur notre santé des effets immédiats et terribles; elles ont toujours pour effet certain et définitif la décadence du corps et de l'âme, la maladie et le malheur.

C'est dans le jeune âge, et surtout de 15 à 18 ans, au moment où les affections et les liaisons se forment avec tant de facilité, qu'il faut réprimer les mauvais penchants. Plus tard il n'y a rien à espérer; les passions subjuguent les sens et commandent en maîtres absolus. L'autorité des parents ne doit jamais faiblir dans cette circonstance.

C'est plus qu'un devoir pour eux; il ne leur est pas permis de tolérer dans un fils un mauvais sujet, qui deviendrait plus tard un mauvais citoyen. Le premier intérêt de la société est de n'avoir que des membres sains de corps et d'esprit; à un père de famille, elle peut demander un compte sévère de sa négligence ou de sa faiblesse. Faites connaître à vos enfants l'exemple de jeunes gens li-

vrés à la débauche, et qui, par le vice et le besoin
d'argent, se sont trouvés fatalement entraînés au
vol ou à la misère ; c'est un bon moyen de les
soustraire à cette influence funeste. Montrez-leur,
d'un côté le bonheur tranquille de l'honnête homme satisfait de son sort, de l'autre une vie agitée
d'accidents sans fin et complétée par des fautes ou
des crimes, une santé de plus en plus mauvaise
et une mort avant l'âge.

La paresse n'est pas naturelle à l'homme ; il
craint sans doute la fatigue, mais il redoute encore plus l'immobilité. Condamnez-le au repos
absolu ; il le trouvera un insupportable supplice.
Autant une occupation active et mesurée donne
de la force et fortifie notre constitution, autant
l'inaction lui est funeste ; elle nous charge d'embonpoint aux dépens de l'énergie musculaire ;
elle engourdit la pensée comme le corps.

L'oisiveté est la mère de tous les vices, dit le
proverbe ; ajoutons à cette vieille vérité, la source
de presque tous les maux qui affligent l'espèce
humaine. Non-seulement elle engendre tous les
vices, mais elle donne naissance à une foule de
maladies. Nous sommes sur la terre pour travailler ; la société toute entière ne peut se soustraire
à cette loi surhumaine, à cette volonté du Créateur. Mener une vie oisive, c'est aller contre sa

pensée et se préparer des ennuis sans fin ; c'est d'abord la tristesse, qui poursuit sans relâche l'homme inoccupé, qui le pousse parfois jusqu'au désir de la mort ; c'est encore le mépris qu'on inspire comme un être vivant aux dépens des autres, un être inutile et coûteux à la société.

Aussi, malgré ses richesses, ses domestiques, malgré les jouissances qu'il multiplie en vain, voyez l'homme oisif, comme il traîne sa tristesse au milieu de ses faux plaisirs, comme il donnerait alors la moitié de sa fortune pour le teint frais, la figure riante et ouverte de l'ouvrier ! Mais ce sont là les privilèges du travailleur ; sa journée faite il revient gaîment et promptement, parce qu'il a faim, chercher son frugal repas ; là il trouve auprès de sa femme et de ses enfants ce bonheur pur que n'atteint jamais l'individu oisif et paresseux.

Rien n'est plus mauvais que l'abus des jouissances : il amène le dégoût, altère la santé et engourdit une à une toutes les facultés de l'homme, malheurs inconnus à celui qui travaille toute la semaine. Celui-là voit arriver le dimanche avec une vive joie ; au plus fort de sa besogne, il pense à une partie de plaisirs qui doit lui faire oublier les fatigues de six jours. C'est en travaillant qu'on reconnaît, que le plaisir est d'autant mieux senti qu'il est plus désiré, d'autant plus vif qu'il est plus rare.

De l'oisiveté à la débauche et par suite à l'ivrognerie il n'y a qu'un pas. Ce pas une fois franchi, nous sommes au-dessous de la bête brute, parce que, quoique privée de raison, elle obéit au moins à ses instincts conservateurs. Mais l'homme, par l'envie et l'abus de sensations nouvelles, arrive à la mort souvent, à l'abrutissement toujours. Interrogez un ivrogne sortant du cabaret : « Avons-nous bu; me suis-je amusé! » vous dira-t-il. Faites-lui la même question le lendemain : « Ne me parlez plus de cela, vous répondra-t-il, je suis malade. » Cette dernière réponse ne contient-elle pas à elle seule la condamnation de l'homme qui, pour une heure d'un grossier plaisir, peut contracter une maladie qui le forcera à quitter son travail et compromettra le pain de sa famille : l'ivrogne par habitude finit par perdre ses forces et sa raison.

La débauche a été flétrie de tous les temps et chez tous les peuples. Des empereurs Romains ont bien pu vivre au sein d'orgies continuelles et diviniser presque le vice, dans ses débordements les plus honteux; leur époque et l'histoire sont d'accord pour les juger et les maudire. Ils ont plus fait pour la décadence de Rome que les dé-

faites les plus sanglantes. Nos plus grands rois,
eux aussi, ont été jugés sévèrement par le bon
sens populaire ; ni leur gloire ni leurs conquêtes
n'ont pu faire oublier leurs moments de faiblesse,
souvent fatale pour eux, toujours dangereuse pour
la société.

La passion du jeu est une conséquence de l'oisiveté Si le jeu n'est pas aussi ignoble que l'i-
vrognerie, il a des conséquences plus funestes s'il
est possible. Lisez *Trente ans* ou *la Vie d'un
joueur,* et pensez souvent à cet effrayant mais
véridique tableau. C'est un jeune homme bien
élevé, riche, à qui tout semble promettre l'avenir
le plus heureux, mais il se trouve entraîné au jeu
par de perfides conseils ; il commet une première
faute, puis une seconde. Dès-lors il n'a plus le
courage de s'arrêter sur la pente qui conduit à
l'ignominie ; il s'y précipite et cette vie qui semblait devoir être si heureuse va rencontrer au ba-
gne sa fin et son châtiment. Il a d'abord lutté
contre l'attraction maudite, mais le démon du jeu
le fascine, l'ensorcèle, comme on dit ordinairement, et bientôt honneur, épouse qui pleure, enfants qui le caressent, cet homme bon autrefois
a tout sacrifié.

Le joueur perdra son argent, celui de ses amis,
de sa famille, commettra des faux ; il vendrait

son âme et sa vie, s'il pouvait en recevoir le prix, et pour clore dignement cette existence souillée, le suicide! Oui, il se tuera; c'est le but presque inévitable de cette passion poussée à l'excès.

Il faut de bonne heure sévir contre l'enfant qui s'adonne au jeu. Le meilleur moyen n'est pas de lui refuser de l'argent, mais en en donnant de nouveau le père doit demander un compte exact et détaillé de celui qui a été dépensé.

La colère nous porte à bien des excès, souvent irremédiables; l'injure, la calomnie, la vengeance, le meurtre même et tout son affreux cortége. Que les parents veillent donc avec beaucoup d'atten- tion sur l'enfant emporté et méchant, qu'ils fas- sent tout leur possible pour réprimer doucement, dès le plus jeune âge, cette passion si dangereuse. Beaucoup de maladies sont causées par la colère; les convulsions, la jaunisse, les attaques d'apo- plexie, les maux de nerfs en sont souvent la suite. Dans ce bouleversement les organes essentiels à la vie sont secoués violemment, et par suite leurs fonctions se trouvent brusquement arrêtées. Il existe beaucoup d'exemples de mort subite au mi- lieu d'un accès de colère.

La jalousie, l'envie, la haine peuvent être con- sidérés comme des colères concentrées, parce que ces passions n'éclatent pas au grand jour et se dissimulent pour un temps ; les effets n'en sont que plus à craindre. Elles ne laissent aucun répit : c'est une idée fixe qui ne vous accorde aucun repos, qui vous aiguillonne sans cesse.

La jalousie surtout, ce vice qu'on n'ose avouer, ne veut pas être attaquée ou combattue en face ; elle s'en irriterait davantage. Le temps seul, une grande réserve et une extrême prudence, une apparente franchise dans toutes nos démarches parviendront souvent à guérir les malheureux qui en sont atteints. La jalousie est pour le cœur une épouvantable torture : entre-t-elle dans un jeune ménage, c'est l'enfer dans un lieu qui ne devrait voir que le bonheur.

L'orgueil et la vanité faussent le caractère. L'orgueilleux est insupportable et méprisé de tous ceux qui l'entourent. Ce vice, qu'il ne faut pas confondre avec l'amour-propre, est la cause de maux et d'accidents assez nombreux. N'est-ce pas par orgueil que la jeune fille s'abîme l'estomac en se serrant la taille outre mesure ? N'est-ce pas par orgueil ou par vanité que pour un mot on se bat à outrance ?

Quant à l'homme haineux et envieux, il ne mérite aucune indulgence ; il ne goûte de plaisir que par la médisance ; il accueille avec empressement les bruits injurieux en les grossissant ; il exagère le mal et rabaisse les actions les plus estimables ; il est juste qu'il n'inspire que le mépris.

(7) Comparons maintenant, sous le rapport de la santé seulement, l'inconduite, résultat inévitable de ces mauvaises passions, avec l'amour du travail.

Avec l'inconduite, dérangements continuels causés par les excès, perte du repos et par suite impossibilité de travailler, et la conséquence c'est la misère, les maladies et l'hôpital.

Le travail, au contraire, élève l'homme, prévient le vice et par suite conserve la santé. Car l'exercice est un besoin du corps ; il est aussi utile à la santé que les aliments le sont à l'entretien de la vie ; non pas cet exercice consistant à faire une heure de promenade après dîner, mais cet exercice fécond, le travail, qui demande à chaque membre sa part d'action, au cerveau sa part d'activité et d'intelligence. Que l'on compare la population des campagnes à l'habitant oisif des villes : aux uns les membres forts, le teint brillant, une apparence de contentement, signe du bien-être qu'il éprouve ; à l'autre le teint blême, les membres frêles, un regard langoureux, triste, parce que, sans occupation, toutes ses plus belles facultés s'engourdissent.

2° DES INFLUENCES QUI MAINTIENNENT OU COMPROMETTENT LA SANTÉ.

(8) Nous sommes soumis à certaines influences, c'est-à-dire à l'action qu'exerce sur nos organes tout ce qui les environne; ces influences sont toutes puissantes, quoique peu apparentes, et ne cessent pas un seul instant. Elles sont de deux sortes, internes et externes : internes, elles agissent directement sur la constitution, les tempéraments, etc.; elles se trouvent dans les changements que chaque âge apporte avec lui, ainsi que dans les habitudes, le genre de vie et d'occupation de chacun.

Externes, elles existent dans toutes les choses qui nous entourent, dans l'air, le climat, les saisons, les vêtements, les habitations, etc. La nourriture, l'exercice, les soins de propreté ont aussi une influence immense qu'il ne faudrait jamais oublier.

(9) Ces agents, par l'effet qu'ils produisent sur nous, peuvent, selon qu'ils sont bons ou mauvais, fortifier ou troubler la santé et par suite amener la maladie.

LIVRE I.

SANTÉ, MALADIE, CONVALESCENCE.

(10) L'ensemble de l'organisation humaine est soumis à des lois générales d'équilibre qui ne peuvent être brisées sans danger pour lui.

Si l'un des nombreux organes qui la composent est, pour une cause quelconque, gêné ou arrêté dans ses fonctions, l'accord n'existe plus. Ainsi, par exemple, le travail de la digestion ne s'accomplissant pas, l'estomac ne peut en distribuer les produits aux autres organes, auxquels ils sont indispensables. Ce temps d'arrêt compromet la santé et fournit une cause de maladie.

Disons donc, pour mieux faire comprendre l'importance de cet accord,

Que la santé, c'est l'équilibre entre toutes les fonctions de l'organisme;

Que la maladie, c'en est la rupture;

Que la convalescence, c'en est le rétablissement.

(11) Maintenant nous sommes prévenus que, si, par l'effet d'une coupable indifférence, un dérangement survient dans nos fonctions, nous serons malades par notre faute. Sachons-le bien, ce

n'est qu'en usant modérément de toutes les facultés dont nous sommes pourvus, ce n'est qu'en
nous assujettissant à un régime sain et en rapport avec nos occupations, ce n'est qu'en nous
privant de certaines choses dont nous connaissons
les propriétés malfaisantes que nous pouvons
espérer atteindre le terme que nous a désigné la
nature.

Mais ici vient se placer une question grave :
observer certaines règles, choisir le genre de
nourriture qui lui convient et surtout un logement
convenable, l'ouvrier le peut-il toujours? Oui, si
le travail et la santé ne lui font pas défaut, et s'il
veut joindre à une conduite régulière le profit de
son intelligence.

Ayons confiance dans l'avenir; il ne faut pas
désespérer, les gens de bien et les bons citoyens
y aidant, de voir se répandre partout un peu d'aisance. Ce serait le plus puissant moyen pour arriver à la moralisation de la société.

En attendant faisons au moins tout ce qui dépend de nous pour éviter la maladie; car la mo-
dification de la constitution et des tempéraments,
ainsi que les troubles que chaque âge apporte
dans nos fonctions sont autant de causes prédisposantes.

CHAPITRE PREMIER.

DE LA SANTÉ — Les excès et les abus. — Origine des
habitudes. — Les mauvaises habitudes. — Le tabac. — Les mauvaises habitudes ne sont facilement réprimées qu'au moment ou elles se forment.
— Le meilleur moyen de conserver sa santé.

Les excès et les abus.

(12) *La santé vaut un trésor ;* il est étonnant
que cette maxime aussi ancienne que le monde
ne soit pas encore mieux comprise. De tout ce que
l'homme désire le plus ardemment, c'est une longue existence ; mais, chose extraordinaire, c'est de
faire ce qu'il faut pour la prolonger qu'il prend le
moins de souci.

(13) L'homme, dans toutes ses actions, dans
ses moments de plaisir surtout, devrait toujours
avoir présente à l'esprit cette grande vérité et se
rappeler aussi que les excès, quelle qu'en soit l'o-
rigine, que les abus, quelle qu'en soit la nature,
que les mauvaises habitudes sont, avec le manque du nécessaire, les ennemis naturels de la santé, et sont, par conséquent, la cause de sa perte.

(14) Cette vérité une fois reconnue, il ne reste

plus qu'à bien saisir le moment favorable où il faut s'arrêter ; cette appréciation est encore facile à faire : l'excès commence toujours où finit le besoin. Pour que les jouissances n'amènent pas le dégoût, arrêtez-vous avant la satiété, c'est-à-dire avant que la lassitude s'empare de vos sens, au moment où le plaisir satisfait ne laisse après lui qu'un agréable sentiment de bien-être.

(15) Il y a abus toutes les fois qu'on fait un usage exagéré d'une chose ou qu'on mal use d'une chose ; ainsi celui qui fait un ouvrage trop rude et au-dessus de ses forces, qui lève un poids trop lourd, qui travaille long-temps sans repos fait de ses forces un abus coupable et dangereux. Aussi ne faut-il pas confondre l'habitude avec l'abus ou l'excès : nous pouvons, par exemple, en augmentant progressivement le travail, arriver à faire beaucoup plus d'ouvrage que ne semblait le comporter nos forces ; il n'y a plus habitude, alors il y a excès : cet abus de travail laisse après lui une sensation de lassitude et d'épuisement. Autant le travail modéré favorise la régularité de toutes les fonctions, autant l'excès tend à l'épuiser.

(16) Ce sont surtout les excès de boire et de manger qui sont les plus fréquents et les plus dangereux. Tous les jours, ne voyons-nous pas des hommes que le vin ou l'eau-de-vie ont mis

hors d'état de penser ni d'agir, ayant perdu toute raison, tout sentiment, ne sachant ni où ils sont ni où ils vont. Ah! si dans ce moment là, Dieu donnait à l'homme un trait de lumière, une lueur d'esprit, le temps seulement d'apprécier et de sentir sa position, je ne doute pas que l'horreur et le dégoût de lui-même ne lui donne la force de renoncer à ces excès dégradants. Si, avant de commencer une orgie, il réfléchissait bien que cette nuit passée en des abus de boire et de manger est l'avant-courrière inévitable de la maladie et de l'impuissance au travail, plus d'un peut-être reculerait; si l'on se demandait encore : mais si je suis malade chaque fois que je boirai, mon tempérament pourra-t-il long-temps résister à ces secousses violentes? A ceux qui ne pourraient pas répondre, je dirai : Si vous tenez à la vie, à ses jouissances paisibles, aux liens sacrés de la famille, prenez garde! vos débauches vous mènent à la maladie, la maladie peut-être au tombeau; car rien n'use et ne détruit plus facilement la santé que l'irrégularité de la vie.

(17) Il ne faut pas pour cela se jeter dans les excès contraires; en se privant de la nourriture nécessaire à ses besoins, l'homme commet une faute qui peut avoir par la suite d'aussi tristes conséquences. L'abstinence ne convient qu'aux

individus oisifs ou trop chargés de graisse, mais aucunement à celui qui travaille et qui met en mouvement toutes ses forces. Celui-ci a besoin d'une alimentation fortifiante; cependant, quoiqu'il soit moins sujet aux indigestions, il doit s'arrêter lorsqu'il éprouve quelque malaise, une pesanteur à l'estomac et un commencement de dégoût.

Origine des habitudes. — Les mauvaises habitudes.

(18) En répétant les mêmes actes plusieurs fois et à la même heure, on se crée des habitudes dont on est souvent l'esclave et qui semblent à la fin tellement naturelles qu'on a pu dire : *L'habitude est une seconde nature.* C'est comme cela que s'introduisent dans l'organisme des influences tout-à-fait contraires à la conservation de la santé.

(19) Ainsi celui qui boit beaucoup de liqueurs fortes finit par s'habituer à leur effet : il n'en faut pas conclure qu'elles lui sont salutaires; il y a bien une surexcitation de vigueur, mais elle n'est que momentanée. L'absorption prompte de l'alcool fait qu'il se répand promptement dans l'économie; après cette absorption la faiblesse arrive;

il en faut une nouvelle dose. A la fin les organes digestifs ne peuvent plus remplir leurs fonctions, l'appétit s'éteint, les inflammations d'estomacs et d'intestins surviennent accompagnées de vives irritations, et au bout d'un temps plus ou moins long, selon la force de la constitution, arrive la désorganisation générale. Voilà donc une habitude funeste, parce qu'à tout âge, lentement ou vite, elle peut déterminer la mort.

(20) L'habitude naît d'impressions et de sensations qui, se prolongeant et se répétant à des intervalles égaux, rompent l'équilibre existant et nous font bientôt des mêmes jouissances un impérieux besoin; de même qu'il naît de ces impressions et de ces sensations des habitudes nouvelles. On a crié beaucoup contre l'accoutumance; quelques personnes avancent qu'il n'existe pas de bonnes habitudes, qu'il n'en faut contracter aucune; elles donnent pour exemple : celui qui prise ou qui fume, celui qui se fait saigner ou qui se purge tous les ans à la même époque, etc., etc. Ce sont de mauvaises habitudes, à la vérité; mais à côté de celles-là il y en a de nécessaires. L'homme pourrait-il vivre, s'il ne pouvait aussi se modifier à son gré pour surmonter les obstacles et les influences si diverses qui l'entourent; n'est-ce pas par l'habitude qu'on peut résister au froid,

à la chaleur, à la fatigue ; c'est par elle que l'ouvrier peut travailler douze heures enfermé dans
la poussière et au milieu d'un air impur. D'ailleurs toute société serait impossible sans les
coutumes auxquelles chaque membre est obligé
de se plier pour remplir telle ou telle profession.

Le Tabac.

(21) Ainsi rien n'est moins utile que de fumer
et cependant il est peut-être téméraire de parler
de l'abus du tabac dans un moment où toutes les
classes de la société en font une si prodigieuse
consommation ; il est difficile de détruire cet abus
quand les fumeurs y trouvent, selon eux, des
sensations bienfaisantes et inconnues. Malgré cet
entraînement presque irrésistible, qui sera cause
sans doute de l'inutilité de ces conseils, je n'en
dois pas moins faire connaître les dangers à ceux
qui, du matin au soir, ont la pipe à la bouche.
Les effets du tabac peuvent devenir aussi perni-
cieux que ceux produits sur les Chinois par l'o-
pium : un air hébêté, un regard fixe, l'affaiblissement de toutes les facultés, la perte de la mémoire,
etc., tels sont les principaux désordres qu'il détermine ; si l'on ajoute le dégoût du travail, dégoût
qui conduit à l'oisiveté, puis la dépense considé-

rable qu'il occasionne, on comprendra que la pensée qui voulait l'interdire aux enfants n'était pas
aussi déraisonnable que certaines gens l'ont pré-
tendu. Si la pipe a quelques avantages en arrêtant dans certains cas la carie des dents, en
chassant l'action malfaisante des brouillards, elle
a de plus grands inconvénients en épuisant les
personnes faibles, en ôtant l'appétit : les pipes à
tuyau très-court abîment les dents et les gencives
par la chaleur considérable qu'elles développent
dans la bouche. Un autre inconvénient devrait
suffire à lui seul pour empêcher de fumer : combien d'incendies, dont on a cherché en vain la
cause, ont été allumés par les fumeurs dans les
granges, les écuries!

Une dernière considération à l'adresse de ceux
qui commencent : M. Orfila, dans le mémoire
qu'il a publié sur la nicotine, principe actif du
tabac, à propos de l'affaire Bocarmé, dit : «Le mode
de préparation de la nicotine, qui consiste à faire
arriver la vapeur du tabac dans de l'eau mélangée
d'acide sulfurique, indique suffisamment que les
fumeurs, en aspirant la fumée du tabac, introduisent dans leur corps une certaine quantité de vapeurs de nicotine. » Une remarque vient à l'appui
de ces observations, c'est que la plupart des jeunes gens ne s'habituent qu'avec peine à la pipe et

non sans éprouver des vertiges, des éblouissements et des maux de cœur, en un mot tous les symptômes d'un léger empoisonnement.

Le tabac à priser n'a pas les mêmes inconvénients, quoiqu'il affaiblisse également la mémoire; il est assez utile aux personnes sujettes aux maux de tête et à l'enchiffrénement.

Les mauvaises habitudes ne sont réprimées facilement qu'au moment où elles se forment.

(22) L'établissement des habitudes a lieu plus spécialement entre l'enfance et l'adolescence, ou, pour mieux dire, de dix à quinze ans; c'est donc à cet âge qu'il faut une direction ferme et éclairée. La sensibilité n'a pas encore été exaltée; l'imagination est vive, curieuse et avide d'impressions; c'est le seul moment favorable pour réprimer, dès qu'ils se forment et doucement, les mauvais penchants, les mauvaises habitudes, que l'enfant négligé contracte si facilement. Les parents ne savent pas assez, ou du moins oublient trop les chagrins qu'ils se préparent dans leurs enfants, quand ils manquent de diriger leur instinct et leur intelligence par des exemples, par des remontrances qui s'adressent à leur cœur jeune et encore docile.

(23) Il serait trop long de passer en revue toutes les habitudes qu'il est nécessaire de ne pas
contracter; on éviterait ainsi les dangers que leur
suppression amènerait inévitablement, lorsqu'on
s'aperçoit qu'elles peuvent devenir nuisibles. Il
suffit de savoir que tout ce qui n'est pas nécessaire à nos besoins peut être nuisible; ayons donc
assez d'empire sur nous-mêmes pour résister aux
entraînements de l'exemple.

(24) Lorsque par malheur on a contracté une
mauvaise habitude, il ne faut pas se contenter de
dire : Je ne puis m'en corriger, il est trop tard,
j'aimerais mieux me passer de pain. C'est le plus
souvent parce que ces habitudes flattent les passions que l'homme raisonne ainsi. Le croira-t-on
quand il viendra dire qu'il lui est impossible de se
passer du petit verre d'eau-de-vie le matin, petit verre qui équivaut souvent à un dixième de
litre. Ne peut-il pas le remplacer avantageusement par une bonne assiétée de soupe?

Le meilleur moyen de conserver sa santé.

(25) Chacun a ses défauts, ses travers et ses
vices rendant plus ou moins difficile, selon l'im-
pétuosité du caractère, la conservation de la santé.
Si toutes ces imperfections inhérentes à la nature

de l'homme ne sont pas corrigées par l'éducation, si les bons instincts, les sentiments généreux que possèdent heureusement la plupart des ouvriers des villes et des campagnes n'ont d'autres temples que le cabaret, d'autres interprètes que des ivrognes, ils se transformeront bien vite en d'ignobles penchants.

Dans les villes manufacturières, ceux qui fréquentent les ateliers sont le plus disposés à l'inconduite, et si, malgré les soins et les secours qu'ils ont à leur portée, la mortalité y est plus grande que dans les campagnes, il faut en chercher la cause, non dans le genre de travail, mais plutôt dans les habitudes, le genre de vie et de plaisirs, qui sont moins bien appropriés à leurs occupations. Le campagnard, s'il ne prend pas toutes les précautions nécessaires, au moins il ne va pas chercher la maladie, et s'il se laisse entraîner à quelqu'action préjudiciable à sa santé, c'est qu'il n'en connaît pas le péril.

(26) Si à une nourriture saine, fortifiante et surtout bien appropriée à notre tempérament nous joignons une vertu, la tempérance, c'est-à-dire l'usage modéré des plaisirs, des aliments et des boissons, nous ferions plus pour éviter la maladie, que toutes ces médecines de précaution prises dans le but de la prévenir.

La bonne nourriture, prise à propos et avec mesure, est une des causes les plus puissantes qui concourre à modifier avantageusement le tempérament faible des enfants et à soutenir celui de l'homme appelé à de rudes travaux. Bien dirigée, elle peut prévenir les maladies, tandis qu'au contraire les excès ou les privations ont les plus funestes conséquences. Incomplète et mauvaise, elle anéantit peu à peu les principales fonctions par suite de la persistance des besoins non satisfaits et qui deviennent de plus en plus vifs. Par l'intempérance on arrive aux mêmes résultats; ici la grande quantité de boissons ou d'aliments surcharge l'estomac, et par suite provoque des indigestions. *Pour se bien porter, sur son appétit demeurer.* Rien n'est plus vrai que cette maxime.

(27) S'il suffisait, après une jeunesse passée dans la débauche, de quelques règles à suivre, de quelques privations pour reconquérir sa santé, on comprendrait encore la sottise de ceux qui se plaisent dans leur inconduite; si un spécifique quelconque, une autre fontaine de Jouvence pouvaient rétablir ce qui est détruit, avec de l'argent il serait facile de l'acheter; ce serait trop commode. Mais, qu'on le sache bien, la santé une fois détruite par l'inconduite ne se rétablit jamais, et ce n'est qu'à force de soins et de précautions que

l'existence se traîne péniblement. C'est donc sur l'enfance et l'adolescence qu'il faut veiller avant tout. Une fois arrivés, par une conduite régulière, sains et forts à vingt-cinq ou trente ans, nous avons toutes les chances favorables pour vivre long-temps.

CHAPITRE II.

DE LA MALADIE. — De la constitution et des tempéraments. — Précautions à prendre lorsqu'on est indisposé. — Causes les plus fréquentes de maladies parmi les ouvriers. — Causes de l'insuccès de la médecine dans les campagnes. — Causes et symptômes de quelques maladies, rhumes, fluxion de poitrine et pleurésie, gastrite et pituite, maladie de poitrine, fièvres, migraine, indigestion, courbature, vents, hémorrhagies du nez, maladies d'yeux, hémorrhoïdes, rétentions d'urine, hernies ou descentes. — Maladies contagieuses. — La gale, la teigne, les dartres, la syphilis ou maladie secrète, la rage, la pustule maligne ou charbon, la morve, le farcin — Maladies héréditaires — Influence fâcheuse du chagrin sur la marche et la durée des maladies.

De la constitution et des tempéraments.

(28). La maladie est le dérangement des fonctions de nos organes. Cette altération de la santé

10*

prend tel ou tel caractère, selon la nature de l'organe affecté, suivant la constitution et le tempérament particulier à chaque individu.

On ne peut nier l'influence de la constitution et des tempéraments dans les maladies; il n'est donc pas inutile de savoir ce qu'on entend par constitution et tempérament. A tort ces deux choses sont souvent confondues; on les définit ainsi : la constitution est le fond de la nature, tandis que le tempérament en est la forme. La constitution est forte ou faible et variable d'une personne à une autre; n'entend-on pas dire tous les jours : Voilà un homme d'une forte constitution ou d'une faible constitution. Forte on la caractérise ainsi : activité et énergie de la vie, force des membres, régularité des fonctions. Elle peut être modifiée dans la plupart des cas, mais jamais détruite; on comprend alors l'utilité d'un régime approprié pour la mettre à l'abri des causes d'affaiblissement et pour la fortifier quand elle est faible.

Les tempéraments sont considérés comme des différences qui existent entre les hommes. Ces différences, compatibles avec la conservation de la vie et de la santé, sont dues à des nuances de proportion et d'activité très-importantes et qui modifient l'économie en même temps qu'elles exercent sur elle une influence immédiate. Il y en a trois : le sanguin, le lymphatique et le nerveux.

1° Les individus sanguins possèdent une grande force musculaire, un teint coloré et une énergie considérable, due à l'abondance et à la richesse du sang. Ils se trouvent plus exposés aux inflammations aiguës, aux fluxions de poitrine; ils doivent faire attention aux dérangements les plus légers à cause de la circulation violente du sang : le tempérament sanguin se reconnaît par la force et la santé, par la vivacité des mouvements, par la régularité des fonctions. La gaîté, le courage sont le partage de ces organisations.

2° Les gens nerveux, quoiqu'affectés souvent de douleurs insupportables, sont malgré cela moins exposés aux maladies graves; ils peuvent souffrir beaucoup sans danger pour la vie. Ce sont ordinairement des êtres faibles, très-irritables et d'une excessive sensibilité; c'est le tempérament de la majorité des femmes. A ces organisations il faut le calme de l'esprit et surtout l'absence de fortes émotions; les soins du ménage ou toute autre occupation suivie, l'éducation des enfants sont le meilleur remède des vapeurs, des attaques de nerfs, inconnues d'ailleurs dans la chaumière.

3° Le tempérament lymphatique est en quelque sorte l'opposé du tempérament sanguin; les chairs, qui dans ce dernier sont vivement colorées,

sont chez les lymphatiques blanches, molles; le
sang est pâle et circule avec moins de force. Ce
tempérament est particulier aux personnes scrofuleuses, ou qui ont des engorgements glandu-
leux et des écoulements d'humeurs. Ces personnes
sont plus spécialement affectées de maladies an-
ciennes. Par des précautions et au moyen d'une
nourriture fortifiante il est possible de modifier
favorablement ce tempérament.

Il y aurait bien encore le tempérament bilieux,
car il est difficile de nier une différence bien tranchée qui distingue les sujets bilieux : membres
forts, figure brune, osseuse, peau comme plombée et jaune, traits prononcés, etc.

Deux tempéraments peuvent exister ensemble;
cette association se rencontre souvent, mais alors
l'un des deux se trouve toujours plus prononcé.

D'après cet aperçu des divers tempéraments,
on voit que l'individu sanguin doit être plus sujet
aux inflammations telles que pleurésies, pneu-
monies, etc. L'influence qu'ils exercent sur les
maladies servira d'indication pour les précautions
à prendre et pour la promptitude des secours
qu'on devra demander à l'homme de l'art. Dans
une fluxion de poitrine ordinaire, par exemple, il
est rare, quoique ce soit une affection grave, que
la terminaison soit malheureuse si l'on a recours

immédiatement au médecin ; la mort est presque
certaine au contraire, si l'on attend trop longtemps. On voit encore dans quelques villages des
gens, chose assez rare heureusement pour l'humanité, qui enverront de suite chercher l'artiste
vétérinaire à la plus petite indisposition d'un cheval ou d'une vache et qui, pour eux ou les leurs,
resteront une semaine avant d'appeler du secours.
Ces faits, d'une autre époque, méritent d'être si-
gnalés pour la honte de ces hommes qui se font
un jeu d'une existence sur laquelle Dieu seul a des
droits.

Précautions à prendre lorsqu'on est indisposé.

(29) La première chose à faire, lorsqu'on se sent
indisposé, est de se mettre au lit de suite, et d'observer la diète la plus absolue, c'est à-dire ne rien
manger et ne boire ni vin, ni cidre ou autres boissons semblables contenant plus ou moins d'esprit
de vin. Ensuite, si l'indisposition est légère et la
cause reconnue, on prendra quelques tisanes. Si
c'est une indigestion, une légère infusion de bon
thé ; c'est le plus puissant et le meilleur stimulant
des forces digestives ; il doit être préféré dans
tous les cas ou les aliments digèrent mal. A défaut de thé, l'eau de fleurs d'oranger à la dose

d'une cuillerée à café dans un demi verre d'eau sucrée convient également. Dans les attaques de nerfs, les coliques d'estomac, on boira une infusion de fleurs de tilleul, de feuilles de mélisse et de feuilles d'oranger. Dans les coliques venteuses, l'anis étoilé, le sirop d'éther, ou quelques gouttes d'é-ther sur un morceau de sucre remplacent avantageusement ces tisanes.

(30) Lorsque l'estomac et les intestins sont en mauvais état, et il est facile de s'en apercevoir, parce que l'appétit manque et la bouche est amère ou pâteuse, il faut encore se mettre à la diète jusqu'à ce que les aliments soient trouvés bons.

(31) Le vin chaud, l'eau-de-vie brûlée en usage parmi les ouvriers, dans les rhumes et autres indispositions, doivent être abandonnés complétement et dans tous les cas; ces boissons augmentent ou produisent une inflammation toujours dangereuse dans le début d'une maladie.

(32) Après avoir cessé tout travail, après s'être mis dans un lit bien chaud, il arrive souvent une sueur salutaire à laquelle succède une nuit de repos et le lendemain on se lève bien portant. Si au contraire l'indisposition s'est aggravée ou reste stationnaire, sans diminuer ni augmenter, il faut s'empresser d'aller chercher le médecin.

Cause de l'insuccès de la médecine dans les campagnes.

(33) Dans les campagnes, le médecin arrivé près du malade fait son ordonnance après avoir pris les renseignements nécessaires, indique les soins à donner et part. Est-il toujours certain que ces prescriptions seront exécutées pendant son absence? Là se trouve une des principales causes de la mortalité dans la classe peu aisée, mortalité qu'on attribue à tort aux médecins dont le blâme non mérité est souvent la seule récompense. Au lit du malade il trouve, au lieu de personnes prêtes à le seconder, des commères qui cherchent à entraver le traitement, le changent ou ne le font faire qu'à moitié, sous le prétexte de faiblesse; le malade qui ne demande pas mieux se prête à ces caprices; il voit avec joie ce relâchement dans les ordres du médecin et mange, quoique la diète la plus sévère lui soit commandée. Si douze sangsues sont ordonnées, on en met la moitié et ainsi du reste.

Là est l'écueil de la médecine dans les campagnes, les soins manquent ou sont mal donnés. Il faudrait dans chaque village une personne intelligente qui se fît l'auxiliaire du médecin. Il y a bien dans quelques localités des personnes riches, dévouées et charitables dont le seul plaisir est de soulager la souffrance des malheureux, de panser leurs plaies ; mais ce courage, d'autant plus noble qu'il est désintéressé et surtout inconnu, est loin de se rencontrer partout.

Il serait donc de la plus grande importance d'avoir dans chaque commune une garde-malade. On pourrait trouver une femme d'un certain âge qui n'aurait que peu ou point d'embarras chez elle et qui au moyen d'une faible rétribution se donnerait entièrement à soigner les malades. Cette mesure rendrait de grands services surtout dans les campagnes où le médecin ne peut aller qu'une fois par jour et même quelquefois tous les deux jours : on comprendra l'utilité des garde-malade, quand on saura que la plupart de nos ménagères ne savent pas appliquer et panser un vésicatoire, pas même faire une infusion, et que le malade est laissé seul la plus grande partie de la journée, lui donnant ainsi la possibilité de jeter les médicaments qu'il doit prendre.

(34) Dans la crainte d'accidents, le médecin hésite assez souvent à prescrire des remèdes énergiques qu'il sait pourtant nécessaires. Cette appréhension, il ne l'aurait pas s'il était certain que ses ordres seraient rigoureusement suivis. Quel que

soit le médicament, inoffensif ou dangereux, jamais le malade ne doit dépasser les doses qui lui ont été indiquées. C'est parce que cela arrive souvent que nous insistons sur ce point : dans l'espoir de guérir plus vite, si douze pilules lui sont ordonnées à prendre, une toutes les heures, il les prend toutes à la fois ; si une potion est à prendre par cuillerées, il l'avale en deux ou trois fois. En agissant ainsi, il va contre le but que se propose le médecin.

Causes les plus fréquentes de maladies parmi les ouvriers.

(35) Si l'ouvrier voulait prendre les précautions auxquelles s'assujettit l'homme riche et ne faisant rien, il se porterait mieux que lui ; parce qu'il vit avec plus de régularité et plus sobrement, parce que le travail est le plus puissant auxiliaire de la santé. Malheureusement, trop confiant dans sa force, il en abuse ; ou gagnant peu il vit mal, ou bien encore pris d'une indisposition il n'en continue pas moins son travail.

(36) Cependant il faut dire que le travail des champs, dans certaines saisons, que le travail continu, dans des ateliers privés d'air, occasionnent bien des maladies. C'est plus particulière-

mentà l'automne, après les travaux de la moisson, que les ouvriers de la campagne tombent malades.

(37) Par les grandes chaleurs, le moissonneur, par exemple, a toujours la bouche et la gorge brûlantes; il a beau boire, il ne peut se désaltérer; sa soif augmente par la position courbée et la tête dans la paille brûlante; plus il boit, plus il veut boire. La boisson qu'il porte dans les champs est tout de suite chaude; cette provision épuisée, il boit de l'eau chaude encore; cette eau reste dans l'estomac, lui fait mal; puis arrive une indigestion, le dévoiement accompagné souvent de crampes, etc. L'appétit se perd, les forces diminuent, les jambes ne veulent plus avancer et enfin malgré tout le courage possible il faut s'arrêter.

S'il trouve une fontaine très-fraîche, la sensation agréable qu'il éprouve l'empêche de s'arrêter à temps; il en boit trop et, s'il est en sueur et à jeun, il en résulte les accidents les plus graves : on a vu des cas de mort immédiate; le plus souvent les pleurésies, les fluxions de poitrine sont la suite de ces imprudences. Quelques personnes ont l'habitude de ne jamais boire froid, lorsqu'elles sont en sueur, sans tenir un instant les doigts plongés dans le liquide; cette habitude, qu'on ne cherche pas à expliquer, est rationnelle, parce qu'elle met le sang à la température du liquide qu'on va boire. Le vin, quoique bu très-froid, ne fait jamais de mal, parce qu'il réchauffe en même temps qu'il rafraîchit; mais tout le monde n'en a pas à sa disposition.

Pour éviter ces indispositions qui peuvent avoir, comme on le voit, des suites graves, il faut avoir la force de résister à cette soif ardente qu'on ne peut satisfaire même en buvant beaucoup; en mangeant un peu, la boisson désaltère mieux.

(38) Pour empêcher cette sécheresse de la bouche, beaucoup d'ouvriers tiennent constamment entre leurs dents un brin d'herbe ou de paille; ce moyen devrait être mis en usage par toutes les personnes marchant ou travaillant pendant les chaleurs : il a pour effet d'attirer un peu de salive des glandes qui la produisent. Les cigarettes de camphre valent mieux et doivent être préférées, car elles ont en outre l'avantage de tenir la bouche dans un état constant de fraîcheur.

(39) Pris à l'intérieur et en trop grande quantité, le camphre fait du mal. Il existe des exemples nombreux d'empoisonnements par le camphre; je n'en citerai qu'un : Une femme des environs de Strasbourg fit prendre à ses trois enfants, l'un âgé de cinq ans, l'autre de trois et le dernier de dix-huit mois, une demie cuillerée à café de camphre en poudre, ou à peu-près deux grammes; ce cam-

phre était donné comme vermifuge. Tous les trois furent très-malades, cependant le dernier seul succomba.

(40) L'ouvrier de la campagne étant toujours à l'air et exposé aux intempéries des saisons ne souffre pas des froids rigoureux lorsqu'il est bien portant; par les gelées les plus fortes, par la neige on voit des gens sans bas, quelquefois sans chaussons, qui ne s'en trouvent pas incommodés. Mais s'il est faible, sujet aux rhumes, aux catharres, aux rhumatismes, il doit se couvrir davantage.

(41) Les temps humides, la pluie surtout, sont pour lui plus à craindre; s'il est en sueur et reste inactif, il doit changer de linge le plus promptement possible pour éviter une maladie. Par le froid, il doit changer plus vite encore, parce que la chaleur provenant du corps ne pourrait balancer la température froide qui vient de l'extérieur.

(42) Mais s'il fait chaud et qu'il continue de travailler étant mouillé, les mouvements des membres entretiennent la chaleur en même temps qu'ils aident à sécher les vêtements; dans ce cas, il peut, quoique ce ne soit pas toujours prudent, rester dans cet état.

(43) Pour lui, le froid est beaucoup plus supportable que les grandes chaleurs. Le travail, quel-

que pénible qu'il soit, se fait sans peine, sans fatigue, avec courage, de telle sorte que les forces
paraissent doublées. Toutes les fonctions marchent avec plus de régularité; l'appétit est plus
fort, les indigestions sont beaucoup plus rares, les
maladies moins fréquentes et toujours moins dangereuses.

(44) C'est donc pendant l'été, dans les grandes
chaleurs, dans le moment où se font en général
les travaux pénibles, que l'ouvrier de la campagne
se trouve le plus exposé aux maladies les plus longues et les plus difficiles à guérir; telles sont les
fièvres, les courbatures, les affections de l'estomac et des intestins. Il doit, pour les éviter, ne
pas s'exposer subitement de l'air chaud à l'air
froid; si, longtemps après avoir mangé, il ressent
une pesanteur à l'estomac, ou un malaise qui l'engourdit, c'est que la digestion se fait mal, il doit
alors supprimer toute nourriture, prendre une
tasse de thé et surtout résister à la soif; car la
trop grande quantité de boisson prise pendant cet
embarras de l'estomac déterminerait de suite une
indigestion et l'on sait que l'indigestion d'eau est
la pire de toutes.

L'ouvrier qui travaille toute la journée enfermé
dans un endroit chaud, peu aéré et parfois humide, est plus impressionnable au froid et très-

11 *

sujet aux affections inflammatoires et catharrales.
Ceci s'explique facilement : sortant d'un milieu
chaud où l'air est concentré, il se trouve, en quittant l'atelier, saisi par le froid qui, en arrêtant
la transpiration de la peau, fait affluer le sang aux
poumons; c'est la cause la plus ordinaire de la
fièvre catharrale et même des fluxions de poitrine.
Les chauffeurs, boulangers, taillandiers, forgerons,
tous ceux qui sont exposés à une chaleur excessive paraissent contredire ces faits, parce qu'ils
sortent presque nus et qu'ils s'exposent au froid sans
qu'il en résulte pour eux aucun mal apparent; on
ne fait pas attention qu'ils travaillent tous à l'air
et qu'ils souffrent moins que ceux qui sont constamment enfermés à la température de vingt à
trente degrés, dans un espace très-resserré rela-
tivement au nombre. On a remarqué d'ailleurs
qu'ils sont plus sujets aux rhamatismes et que la
plupart ne meurent pas vieux.

Une autre précaution, que les ouvriers restés
toute la journée dans des endroits chauds ne doivent pas oublier en sortant, consiste à se vêtir
convenablement; ce défaut de précaution ou plutôt cette négligence donne lieu, chez les sujets faibles, à des maladies dont on recherche en vain la
cause.

Nous ne disons pas qu'en faisant ces imprudences il en résultera toujours une maladie ; nous disons qu'on s'y expose. Si, sur dix personnes qui commettent ces imprudences, deux ou trois sont malades, n'est-ce pas assez pour éviter de s'y exposer ?

(45) Car ne perdons pas de vue que la faiblesse de constitution ou de complexion nous condamne à des précautions de toute espèce, et que ce n'est qu'à cette condition que nous pouvons atteindre un âge avancé. Plus impressionnables aux variations subites de la température, plus susceptibles de contracter les maladies ou les épidémies régnantes, les individus faibles doivent s'observer constamment, soit dans leurs travaux, soit dans leurs plaisirs.

Causes et symptômes de quelques maladies.

(46) Lorsque de bien portant on devient malade, cette transition n'a pas lieu ordinairement sans un malaise, sans une espèce d'avertissement ; c'est à cet avertissement qu'il faut faire attention.

(47) Les maladies ou indispositions proviennent de causes qu'il serait important de connaître afin de pouvoir les éviter. Sachant, par exemple, que d'un travail poussé à l'excès il en résulte une courbature ; sachant qu'en buvant de l'eau froide

étant couvert de sueur, on en peut mourir ; il n'y
aurait que les gens peu soucieux de leur tranquillité qui s'y laisseraient prendre.

(48) — *Rhumes.* Ainsi le rhume le plus simple ne doit pas être négligé parce qu'il se termine
souvent par une fluxion de poitrine, par un catharre, ou encore quelquefois par la phthisie pulmonaire. Il faut, tout d'abord, éviter les causes
qui l'ont produit, puis suivre un régime doux et
s'abstenir de vin et de liqueurs fortes ; car, si le
vin chaud et l'eau-de-vie brûlée ont amené chez
quelques individus robustes la guérison immédiate, en revanche, chez beaucoup d'autres, ces liqueurs ont aggravé d'une manière funeste la maladie.

(49) — *Fluxion de poitrine et pleurésie.* Si,
au bout de cinq à six jours, il survient un changement dans la toux, et si les crachats deviennent
abondants et tachés de sang, la fluxion de poitrine
est à craindre. Cette maladie est ordinairement
précédée d'un malaise avec de la fatigue, puis des
douleurs ou points de côté, avec de la gêne dans
la respiration. Ce sont les principaux signes de
l'inflammation des poumons. Aussitôt que l'on a
reconnu un ou plusieurs de ces signes il faut de
suite envoyer chercher le médecin.

La pleurésie est très-commune aussi chez les

ouvriers de la campagne; dans celle-ci, la toux est sèche et les crachats ne contiennent qu'un liquide clair mélangé d'eau. Ces deux affections sont plus fréquentes en hiver et au commencement du printemps que dans les autres saisons. La cause la plus commune de ces maladies, est l'action brusque du froid, surtout lorsqu'on s'y expose étant en sueur. Il y en a d'autres cependant, puisqu'on voit des personnes qui se soignent bien atteintes au coin de leur feu ; celles-là sont plus difficiles à expliquer.

(50) — *Gastrite.* Il est encore une autre affection très-dangereuse, par trop négligée à la campagne et parmi les ouvriers, c'est la gastrite ou inflammation de l'estomac. En débutant, elle marche lentement, avec douleurs supportables et les symptômes, peu apparents, ne sont pas toujours assez tranchés pour inspirer de l'inquiétude. Les malades ont quelquefois des maux de tête après les repas ; ils ont peu d'appétit et, malgré cela, ils sentent le besoin de manger fréquemment; ils sont souvent altérés et constipés; les digestions sont pénibles. A ce moment le mal n'est pas sans remède ; plus tard, si on ne veut rien faire, il arrive un moment où les vomissements continuels, réitérés, empêchent toute nourriture de passer, les douleurs d'estomac qui étaient sup-

portables deviennent de plus en plus fortes : arrivée à ce point, elle est ce qu'on appelle chronique.
Presque toujours elle est la suite d'une irritation
de l'estomac provoquée par des boissons fortes,
glacées ou très-froides, ou par une nourriture
lourde et excitante. Pour l'arrêter, lorsqu'elle se
déclare, il faut changer sa nourriture et la diminuer, prendre du laitage et supprimer immédiatement le vin pur et toutes les liqueurs. On ne
saurait trop le répéter, il est de la dernière importance de ne pas se faire illusion, en attendant
de la nature une guérison qu'il ne lui est pas
possible de donner ; car il survient une désorganisation complète des voies digestives : ce qui le
prouve c'est qu'aucun aliment ne peut passer. Il
en résulte que, le travail de la nutrition étant nul,
la mort arrive inévitablement.

Une autre forme de gastrite, connue sous le
nom de pituite, sans être aussi dangereuse, n'en
est pas moins incommode. Une quantité considérable de matière muqueuse, claire, filante comme
du blanc d'œuf, avec des rapports acides, appelés
aigreurs, est rendue par la bouche le matin à jeun.
Quoique ce soit peu grave, il importe néanmoins
de s'en débarrasser; quelques prises de magnésie
calcinée suffisent presque toujours.

(51) — *Maladie de poitrine.* — Si la phthisie

pulmonaire (maladie de poitrine), une fois arrivée à un degré avancé, ne peut plus guère être combattue avec certitude de succès, il n'en faut pas moins avoir recours à la médecine, malgré les cas assez rares de guérison.

Tout le monde connaît et craint avec raison la terminaison presque toujours malheureuse de cette redoutable maladie; il est donc nécessaire d'indiquer à ceux qui y seraient prédisposés les moyens de s'en préserver.

En voici d'abord les premiers signes. Le début est annoncé par une toux sèche peu douloureuse; quelquefois il se déclare, pendant ou après la toux, des hémorragies. La toux est occasionnée par l'irritation que produisent les tubercules sur les poumons, tubercules qui commencent par de petits points transparents grossissant insensiblement et s'élargissant; à cette époque on peut espérer la guérison. Plus tard les crachats deviennent abondants et sont composés d'une matière blanche, sous forme de stries ou de grumeaux; il s'échappe également des amygdales une substance jaunâtre et presque solide. Ces matières sont prises quelquefois pour des fragments des poumons : c'est ce qui fait dire de ces malades qu'ils crachent leurs poumons. Le symptôme de la toux sèche et constante doit toujours éveiller l'attention; beaucoup de personnes restent dans une fausse sécurité et s'y complaisent en disant, lorsque cette toux persiste, que c'est un rhume négligé.

Cette maladie est toujours fréquente dans les pays à variations de température brusques et irrégulières. L'influence de certaines professions n'est pas suffisamment prouvée pour qu'on puisse dire avec certitude celles qui fournissent le plus de cas. Cependant on voit fréquemment la phthisie se déclarer chez les jeunes filles sédentaires, telles que les repasseuses, lingères, couturières, pendant les pâles couleurs (chlorose); dans ce cas, lorsque la chlorose se prolonge, avec complication des symptômes indiqués tout à l'heure, ces jeunes filles devront abandonner le fer et l'aiguille pour l'exercice et le grand air.

La douleur entre les épaules n'est pas un signe certain et pourrait induire en erreur tout en donnant une fausse alarme.

Les sujets faibles et disposés à cette affection devront prendre une nourriture fortifiante, tonique, mais d'une facile digestion ; la diète est toujours contraire, parce qu'elle appauvrit le sang déjà vicié et facilement reconnaissable dans ce cas à sa couleur pâle : les vêtements de flanelle sont d'un bon usage ici; encore doit-on les retirer pendant la nuit, à cause des sueurs qui sont trop débilitantes et affaiblissent beaucoup.

L'enfant issu d'une mère poitrinaire, ou chez laquelle on soupçonne le germe de cette maladie, doit être mis en nourrice chez une femme robuste ; il doit être surveillé jusqu'à l'âge de douze à quinze ans ; les soins de toute sorte, la nourriture surtout, seront toujours dirigés en vue de le préserver de la maladie de ses père et mère. En général, il faut que les personnes faibles de poitrine, et par conséquent plus disposées à ces affections prennent les plus grandes précautions pour en arrêter le développement, surtout à l'âge où leurs parents en ont été atteints. Dans beaucoup de cas, cette maladie vient plutôt de la disposition qu'on apporte à la contracter en venant au monde que des père et mère malades eux-mêmes : alors elle peut-être combattue avec avantage toutes les fois qu'elle se montre.

(52) — *Fièvres*. — Les fièvres, dans certaines contrées, dans les campagnes principalement, sont très à craindre par leur durée et la faiblesse générale qui en est la suite. Nous n'entendons parler ici que des fièvres intermittentes, des fièvres d'accès, c'est-à-dire de celles qui reviennent à des intervalles à-peu-près égaux. Tout le monde sait que les accès se divisent en trois temps : les frissons, qui s'annoncent par des maux de tête, des

lassitudes, des baillements réitérés et quelquefois
des envies de vomir. La chaleur, qui commence
par la tête et gagne les autres parties; à cette
époque la figure est rouge, le mal de tête devient
quelquefois plus fort. Enfin la sueur, annonçant la
fin de l'accès, est si abondante que tout le corps
est mouillé; les douleurs disparaissent petit à
petit, et, après un léger sommeil, il n'y paraît
plus. Dans l'intervalle des accès, les personnes
fortes travaillent et mangent comme de coutume.
Il vaudrait beaucoup mieux que ces fièvres lais-
sassent après elles plus de douleurs et surtout
moins d'appétit, parce qu'on les soignerait mieux.
Qu'arrive-t-il dans les campagnes? Ces fièvres,
dans le commencement, ont des accès de peu de
durée et qui laissent peu de traces; loin d'essayer
de les couper, quand ce serait si facile, ils les gardent un mois, deux mois, dans l'espoir qu'elles
vont se passer; voyant qu'elles augmentent, ils se
décident à agir; mais, au lieu de suivre exactement les conseils du médecin, ils ne prennent que
la moitié de ce qu'il a ordonné; ils coupent ainsi
le premier accès; mais, au bout de quelques jours,
pour le plus petit excès, par un temps de pluie ou
d'humidité, ou en mettant seulement les mains
dans l'eau froide, la fièvre revient. Ils recommen-
cent de nouveau à prendre le sulfate de quinine,

en petite quantité, sans obtenir de meilleurs résultats : de sorte qu'après avoir dépensé plus d'argent que s'ils avaient pris de suite ce qu'il fallait, ils ne sont pas plus avancés que le premier jour : bien au contraire, ces fièvres passent souvent de quotidiennes ou de tierces qu'elles étaient à la fièvre quarte, beaucoup plus difficile à guérir, et qui détermine presque toujours de graves accidents. La cause de ces fièvres peut être attribuée aux travaux pénibles, pendant les grandes chaleurs suivies de nuits froides et humides, aux contrées malsaines entourées de marais et à certaines vallées près des rivières. C'est au printemps et surtout à l'automne, après les travaux de la moisson, qu'elles sont les plus communes. Ceux qui boivent beaucoup de vin et d'eau-de-vie y sont plus disposés. La fièvre peut devenir épidémique à certains moments et dans certaines contrées.

Courbature. La courbature est caractérisée par une lassitude générale ; les membres paraissent comme brisés ; tout le corps est envahi par des douleurs sourdes ; il y a un dérangement dans la plupart des fonctions, surtout dans la digestion. Entre autres causes, la plus fréquente est l'emploi excessif et prolongé des forces et l'insuffisance de repos. La courbature demande du repos et est peu dangereuse par elle-même si l'on cesse ses travaux.

Vents. — Les vents ou gaz contenus dans l'estomac et les intestins, sans présenter de dangers, ne sont pas moins la cause d'embarras et de douleurs qui nuisent aux digestions et empêchent de satisfaire l'appétit. Ils sont dûs principalement à la décomposition de certains aliments, tels que navets, choux, haricots, etc. D'autres fois l'air qui est introduit en mangeant peut en être la cause, surtout chez les personnes qui mangent vite. Ces vents gênent considérablement le travail de la digestion, surtout chez les grands mangeurs et les gens sédentaires qui ne prennent pas d'exercice. Il arrive encore que les intestins manquent de force comme chez les convalescents ou chez les gens affaiblis. Cette indisposition n'est pas facile à combattre; il faut, dans ces circonstances, manger lentement et peu à-la-fois, choisir les aliments, les bien mâcher, puis prendre quelques légers purgatifs, quelques infusions de thé, camomille ou d'anis étoilé.

(53) — *Migraine.* — La migraine ne doit pas être confondue avec le mal de tête annonçant le commencement d'une maladie. Le mal débute brusquement, sans être annoncé par aucun malaise; quelques minutes avant, le malade éprouve en se baissant de forts battements aux tempes; le

bruit, la lumière; l'odeur, le mouvement, tout semble augmenter son mal. Si les accès se prolongent, il survient des vomissements qui agissent favorablement et terminent l'indisposition. Les femmes y sont plus sujettes que les hommes ; les causes n'en sont pas trop connues ; cependant une suppression de transpiration des pieds ou de la tête, les écarts de régime y contribuent beaucoup. Les contrariétés, les excès, les maux de dents rendent les accès plus fréquents.

L'eau sédative, en compresses sur la tête et au cou, suffit souvent pour calmer les douleurs ; il est nécessaire d'entourer la tête d'un bandeau épais, pour garantir les yeux.

(54) — *Indigestions.* — L'indigestion est un trouble accidentel qui arrête le travail de la digestion et qui arrive subitement à la fin ou peu après les repas. Beaucoup proviennent d'aliments ou de boissons pris outre mesure. Combien d'indigestions sont dues à la gourmandise de gens très-raisonnables pourtant, mais qui ne prévoient pas que leur estomac ne peut suffire à un travail rendu si pénible et qu'il ne peut suivre leur bouche trop gourmande. Ce n'est cependant pas la seule cause : une mauvaise disposition de l'estomac, surtout dans la convalescence, l'usage de quelques substances qu'on mange avec dégoût, une émotion

vive, les cahots d'une voiture peuvent la déterminer aussi.

L'indigestion commence par un malaise qui allourdit toutes les facultés et entrave toutes les fonctions. On ressent au creux de l'estomac une pesanteur extraordinaire, comme un poids qui gêne et dont on voudrait bien se débarrasser ; ensuite viennent les aigreurs et les envies de vomir. Dès que l'on ressent cette pesanteur et un commencement de dégoût, il ne faut plus ni boire ni manger ; on se contentera de prendre deux ou trois petites tasses de thé qui, en excitant l'estomac, active la digestion. Si, malgré cela, le malaise augmente, si les envies de vomir et les rots ou eructations continuent, il faut exciter le vomissement, en chatouillant le gosier avec les barbes d'une plume. Les personnes qui ne vomissent pas facilement sont plus malades, parce que l'estomac ainsi surchargé est obligé de terminer son travail qui est toujours long, et pendant ce temps il faut souffrir. Pour le presser on peut prendre un léger purgatif, soit de l'huile de ricin, soit un peu d'aloès.

Lorsque l'estomac est débarrassé, le malade ne prendra rien, que quelques tisanes légères et adoucissantes. Le dégoût qu'on éprouve pour toute espèce de nourriture, surtout pour celle qui vous a fait mal, indique assez qu'une diète absolue est indispensable jusqu'à ce que l'appétit reparaisse.

(55) — *Hémorragies du nez.* — Les hémorragies nasales, ou écoulement du sang par les narines, sont, dans beaucoup de cas, un auxiliaire de la santé et ne sont regardées comme dangereuses que si les sujets sont faibles et incapables de supporter des pertes de sang considérables et répétées. La jeunesse est sujette à cette espèce d'hémorragie; c'est un bienfait de la nature dans beaucoup de cas, et il est probable que bien des maladies, bien des incommodités disparaissent par ce moyen. Les jeunes gens forts, à mine colorée, qui prennent trop de nourriture pour le travail qu'ils font, les jeunes filles, au moment où elles se forment, se trouvent bien de ces pertes de sang qui sont naturelles et salutaires. Mais, si l'écoulement est trop abondant et trop souvent répété, il amène des faiblesses extrêmes; dans ce cas, il faut le combattre en appliquant sur le front, sur les tempes, entre les épaules, des compresses d'eau glacée ou à son défaut d'éther, et faire boire de l'eau glacée ou très-froide. Si ces moyens ne suffisent pas, il devient nécessaire de boucher, de tamponner les narines avec de la charpie trempée dans une décoction de noix de Galles ou d'écorce

de chêne; le sang forme des caillots qui, en se coagulant, opposent un obstacle à l'écoulement.

(56) — *Maladies d'yeux.* — Les maladies d'yeux sont toujours à craindre, parce que c'est un de nos organes les plus essentiels, et que les accidents les plus simples, par exemple, pour les moissonneurs, l'introduction des barbes d'un épi de blé, pour les meuniers, pour ceux qui travaillent la pierre, les débris ou la poussière, peuvent faire perdre la vue. Les inflammations de l'œil ou des paupières sont très-communes; dans ces maladies, la sensibilité de l'œil est excessive, il ne peut supporter la lumière; les paupières sont gonflées et le blanc très-rouge; les douleurs sont vives et insupportables. La poussière, entraînée par un fort vent ou une lumière très-vive, sont encore la cause de ces ophthalmies. Il arrive aussi que les individus scrofuleux ou dartreux en sont souvent atteints; dans ce cas, les paupières sont d'un rouge vif et luisant. Toutes les affections qui intéressent la vue doivent être surveillées; elles débutent presque toutes d'une manière peu inquiétante, et, quand on se décide à y porter remède, il est trop tard.

Les systèmes d'éclairage sont en général mauvais : les lampes, le gaz, donnent une lumière trop vive et qui devient gênante, en ce que les rayons frappent directement les yeux; il faudrait qu'avant d'y arriver ces rayons furent dispersés par des ré-flecteurs. D'un autre côté, si l'éclat gêne les yeux, l'éclairage à la chandelle fatigue beaucoup ; les couturières, qui veillent ainsi à une faible lumière, ont presque toutes la vue souffrante. Le meilleur éclairage est encore l'huile pure dans une lampe munie d'un abat-jour.

(57)—*Hémorrhoïdes.*—Les hémorrhoïdes apparaissent sous la forme de petites tumeurs qui prennent naissance au pourtour de l'anus (fondement) et qui donnent lieu à un écoulement de sang; cet écoulement revient à certaines époques et est appelé pour cela flux hémorrhoïdal. Autrefois il était regardé comme nécessaire pour le maintien de la santé, ou d'un effet favorable pour la terminaison heureuse de quelques maladies : de nos jours, les hémorrhoïdes sont plutôt regardées comme une infirmité; et si les effets en sont favorables dans quelques cas, si c'est un danger de les supprimer quand elles sont établies, il n'y a qu'inconvénient à les provoquer et l'efficacité qu'on leur attribue ne peut, au dire des personnes affectées de ce mal, compenser les douleurs qu'elles occasionnent. Elles s'annoncent ordinairement par des petites grosseurs au pourtour de l'anus; ces tumeurs augmentent et se gonflent; on ressent une pesanteur dans le rectum, des démangeaisons, des élancements passagers, une constipation opiniâtre, des engourdissements et des crampes dans les membres, enfin de la gêne pour marcher et pour rester assis. C'est surtout la constipation qui fait souffrir ; les efforts réitérés augmentent les douleurs et l'inflammation, ce qui aggrave la maladie. Après l'écoulement du sang, les douleurs disparaissent en partie jusqu'au moment où les tumeurs se gonflent de nouveau.

Le nombre en est plus considérable à la ville qu'à la campagne et particulièrement chez les gens ayant une occupation sédentaire et restant toujours assis : les frottements que la demangeaison de ces parties excitent, déterminent une inflammation lente et persistante ; une nourriture trop échauffante et l'usage des boissons irritantes peuvent leur donner naissance. Chez ceux qui ont laissé le flux hémorrhoïdal s'établir, il n'y a rien à faire que l'emploi de quelques émolliens. Dans le commencement, aussitôt qu'elles apparaissent, on peut s'en débarrasser en employant des astringents énergiques ou, ce qui est plus sûr, au moyen d'opérations chirurgicales.

(58) — *Rétentions d'urine.* — Les rétentions d'urine sont occasionnées par plusieurs maladies de la vessie ; mais le séjour trop prolongé de l'u-

rinc peut les occasionner aussi. Rien n'est plus facile que d'éviter cette dernière cause ; ne prenez donc pas la mauvaise habitude qu'ont quelques personnes de se retenir plusieurs heures. En général, aussitôt qu'un besoin naturel se manifeste, il faut le satisfaire. La vessie s'enflamme assez facilement, particulièrement chez les personnes sur le retour de l'âge ; on s'en aperçoit à de légères douleurs dans la région du bas-ventre, à une ardeur, à un besoin d'uriner plus fréquent. Cette inflammation peut être combattue par le bi-carbonate de soude ; on en met une cuillerée à café par litre d'eau et cette eau est bue aux repas, soit pure, soit avec du vin. Cette boisson, a en outre l'avantage de dissoudre les petits graviers qui se forment quelquefois dans la vessie et qui peuvent devenir par la suite une pierre assez grosse.

(59) — *Hernies ou descentes.* — Les hernies, appelées improprement par beaucoup de personnes efforts ou descentes, sont très-communes parmi les ouvriers se livrant à de rudes travaux, et, comme chacun est naturellement porté à cacher ses infirmités, le nombre en est plus considérable qu'on ne pense. Ce sont le plus ordinairement les intestins qui, ne trouvant pas une résistance suffisante, sortent par l'anneau inguinal

situé aux aines, et présentent une espéce de sac
qui descend dans les bourses : la hernie peut
acquérir une grosseur considérable, si l'on n'y
met obstacle de suite ; il n'est pas rare d'en voir
du volume de la tête. Toutes les fois qu'une tumeur ou grosseur plus ou moins volumineuse se
montrera, soit aux aines, soit au nombril, ou même à la partie supérieure de la cuisse, on aura la
presque certitude que c'est une hernie, si on peut
faire rentrer soi-même cette grosseur avec facilité
en appuyant dessus avec les doigts, ou bien encore si, lorsque l'on est couché, elle rentre seule,
si en travaillant, marchant ou sautant elle reparaît et si surtout sa sortie est accompagnée de coliques. Dès l'instant que l'on a reconnu la hernie,
il faut mettre un bandage pour l'arrêter ; non pas
de ces espèces de ceintures faites en toile par nos
ménagères de la campagne et qui n'offrent aucune
résistance, mais un bandage composé d'un ressort
et d'une pelote comprimant fortement la tumeur,
et l'empêchant de sortir. Les ouvriers, principalement ceux qui portent des charges, qui lèvent de pe-
sants fardeaux, les ouvriers des ports, les charretiers, meuniers, maçons, charpentiers, terrassiers
etc., doivent faire attention en levant leurs fardeaux, à ce que leur corps porte bien sur les deux
jambes et sans trop les écarter. Ils ne connais-

sent pas assez les conséquences terribles qui ré-
sultent souvent de leur insouciance : ils ne savent
pas que la hernie, ou l'effort, comme ils l'appellent, si peu considérable qu'elle soit, peut, aban-
donnée à elle-même, donner lieu à ce qu'on
nomme l'étranglement, complication la plus grave
exigeant une opération chirurgicale très-délicate
et toujours dangereuse : dans cet état, le malade
est obligé de rester où il se trouve ; il souffre horriblement de coliques causées par l'interruption
presque complète de la circulation dans ces parties et par l'interception du trajet des substances
alimentaires. Si l'opération n'est pas faite promptement, la gangrène se porte dans la partie qui ne
peut rentrer à cause de l'étranglement ; la mort
dans ce cas est inévitable.

Les hernies sont quelquefois héréditaires, mais,
comme elles sont très-communes dans l'enfance,
on n'est pas toujours certain de leur origine ; dans
ce cas là, si l'on a la précaution de faire porter un
bandage à l'enfant sans interruption pendant trois
ou quatre ans, la guérison est complète : plus tard,
et pour l'homme qui travaille, il est plus prudent
d'en toujours porter. Il arrive souvent que chaque
aîne a sa hernie ; il faut alors un bandage à deux
pelotes.

Maladies contagieuses.

(60) On appelle maladies contagieuses celles qui se transmettent d'une personne à une autre, soit à distance, soit par le contact, c'est-à-dire au toucher : nous ne parlerons ici que des plus communes et des plus dangereuses.

La Gale est une affection bien commune parmi les ouvriers, surtout à la campagne. Elle est produite par un petit insecte appelé *acarus* qui se loge sous la peau ; la jeunesse et particulièrement ceux qui vivent dans la malpropreté et les plaisirs crapuleux en sont attaqués de préférence. La gale se gagne facilement d'homme à homme ; il suffit de coucher avec un galeux ou dans les draps qui lui ont servi. Dans l'été, elle peut se communiquer sans qu'il y ait de contact direct ; il suffit souvent de manier, par une grande chaleur, le manche d'un outil sortant de la main d'un galeux, pour l'attraper. Elle peut aussi se transmettre des animaux à l'homme ; les charretiers peuvent la prendre de leurs chevaux ; les chats, les chiens peuvent la donner aux enfants qui jouent avec eux.

Il ne faut cependant pas pour cela imiter ce que l'on faisait autrefois pour les lépreux que l'on

parquait comme des moutons. Malgré toute la répugnance que cette affection peut inspirer, il ne
faut pas pousser la crainte jusqu'à refuser tout
secours aux personnes qui en sont atteintes ; on
peut habiter avec elles, manger à la même table
sans courir le moindre danger, pourvu qu'on ne
mette pas leurs habits, qu'on ne couche pas dans
leur lit et qu'il n'y ait aucun attouchement, soit
en se prenant les mains, ou autrement, encore
faudrait-il qu'elles fussent en sueur.

La gale débute ordinairement par une démangeaison assez vive se déclarant dans la partie qui
a été le siége de la contagion. Aussitôt on y ressent
une vive inflammation ; un peu plus tard apparaissent quelques boutons rosés et pâles, terminés
par une pointe d'où s'écoule, quand on y touche,
un liquide clair comme de l'eau. C'est surtout par
la chaleur et lorsqu'on se met au lit que la démangeaison devient insupportable : les liqueurs
alcooliques, une nourriture excitante et fortement
épicée l'augmentent encore. L'éruption de boutons se propage sur tout le corps, en partant du
point où le contact a eu lieu et s'étendant dans les
endroits où la peau est fine, tendre et toujours
humide, à cause de la transpiration ; ils se montrent principalement sous les jarrets, aux aissel-
les, entre les doigts, au ventre. A ces différents

signes on ne pourra guère se tromper, car les boutons qui surviennent quelquefois par la chaleur ne présentent pas les mêmes caractères; il n'y a pas d'écoulement de sérosité et le plus souvent ils disparaissent sans traitement.

Il existe dans les campagnes une erreur sur le traitement de la gale qu'il est important de combattre. Suivant certaines gens, il ne faudrait rien faire avant que les boutons soient bien sortis : d'abord, il en est qui n'ont jamais beaucoup de boutons ou qui paraissent peu. J'en ai vu attendre un an, sous le prétexte que les boutons n'étaient pas assez sortis. Qu'arrive-t-il alors? Cette humeur âcre se mêle au sang et le vicie; il survient des dartres ou d'autres maladies de la peau qu'on est obligé de garder toute sa vie. Dès l'apparition des premiers boutons, et après avoir fait constater, si l'on veut, leur nature par un médecin, il faut agir sans perdre de temps. Il existe peu de maladies contre lesquelles un plus grand nombre de remèdes aient été proposés; chaque village a son remède, depuis le bois puant, comme ils l'appellent, jusqu'à la poudre à tirer; pour éviter une dépense de trente ou quarante sous, la plupart restent ainsi des années entières. Aujourd'hui le traitement est bien simplifié ; deux frictions en deux fois vingt-quatre heures suffisent. Il est de la dernière importance, après le traitement, de laver les draps, habits, linges, dans une lessive très-forte et de les mettre ensuite dans un four après en avoir retiré le pain.

La Teigne (curie, râche de certains pays) est une maladie propre à l'enfance et qui se déclare presque toujours dans les cheveux. On en doit attribuer la cause à la misère et à la malpropreté ; les enfants mal nourris, tenus salement, couchés dans des endroits humides, sur la paille, avec les bestiaux, y sont les plus exposés. Elle se transmet par contagion et entraîne souvent la perte des cheveux. Elle commence par de petites croûtes sèches tenant fortement à la peau, d'une couleur jaune sale ; ces croûtes débutent par de petits points jaunâtres au niveau de la peau, et au milieu desquels se trouve un petit trou contenant de l'humeur ; elles sont traversées par un cheveu ; petit à petit elles s'élargissent et se confondent en se réunissant. La racine des cheveux s'enflamme, et ceux-ci finissent par tomber ; le plus souvent ils ne peuvent repousser ; la peau reste lisse et luisante. Les malades sont tellement tourmentés qu'ils s'écorchent la tête : les poux qui pullulent sous ces croûtes augmentent encore cette torture.

C'est une maladie grave qu'il n'est pas facile
de guérir, parce que les parents n'y font pas attention et la laissent s'invétérer. Le traitement
consiste d'abord, dans les soins de propreté; il
faut raser les cheveux et laver les croûtes, tantôt avec de l'eau de savon, tantôt avec une décoction de feuilles de mauves, puis suivre avec
exactitude et sans se rebuter le traitement ordonné.

Les Dartres, ou maladies de peau, ne sont
plus regardées comme contagieuses par la plupart
des médecins, cependant ils s'informent toujours
si les parents d'un dartreux n'ont pas été eux-
mêmes atteints de cette affection, à cause de l'influence que l'hérédité exerce dans ce cas. Il existe plusieurs espèces de dartres qu'il est inutile de
distinguer ici; elles sont causées ordinairement
par la malpropreté, la misère, les passions, les
chagrins prolongés, une nourriture excitante et
l'abus des liqueurs fortes. En général, ces maladies sont trop négligées, et, parce qu'elles ne présentent pas un danger immédiat, on n'y fait pas
attention. Combien n'a-t-on pas vu de dartres in-
vérées résister aux traitements les plus énergiques! d'un autre côté, il peut y avoir du danger
en les supprimant brusquement, sans aucune précaution. Aussi, avant de les faire passer, des tisa-

nes amères, dépuratives, des vésicatoires sont-ils nécessaires.

La Syphilis (maladie secrète) se propage avec d'autant plus de facilité, que le plus souvent aucun signe extérieur bien appréciable ne l'indique. Nous ne parlerons de cette maladie que pour avertir les jeunes gens des maux incalculables qui les attendent, si, ayant eu la faiblesse de se laisser entraîner dans ces lieux d'infection, ou s'étant livrés à la fréquentation des prostituées clandestines, ce qui est encore plus dangereux, et y ayant contracté la maladie, ils ne se soumettent pas immédiatement à un traitement éclairé et bien suivi. Dans cette affection plus que dans toute autre, car ici la nature est impuissante seule, les conseils du médecin doivent être régulièrement exécutés. Nous insistons sur ce point, parce que les jeunes gens fougueux, entraînés par leurs passions, regardent comme peu de chose un mal qui peut devenir, par leur insouciance, une cause certaine de mort; mal qu'ils n'emporteront dans la tombe qu'après l'avoir légué en héritage à leur femme et à leurs enfants.

La Rage. Jusqu'à présent il n'est pas prouvé que la rage se développe chez l'homme spontanément, c'est-à-dire d'emblée et sans cause connue. Ce n'est que par la morsure des chiens, des chats ou encore des loups qu'elle peut se communiquer. Comme il importe beaucoup de savoir, lorsqu'on a été mordu par un chien, s'il était ou non enragé, voici les signes d'après lesquels on pourra le reconnaître : il est triste, abattu, hargneux ; il ne veut ni boire ni manger ; il a horreur de l'eau : de là vient le mot hydrophobie, parce que c'est cette aversion pour l'eau qui est le signe le plus sûr de la rage. Sa voix change ; il éprouve de temps en temps des soubresauts ; enfin, il quitte son habitation et se sauve en baissant la tête ; dans ce moment, il a l'œil fixe, marche sans savoir où il va, la gueule ouverte et pleine d'une bave écumeuse et blanche ; sa queue est serrée entre ses pattes : de temps à autre, il éprouve des accès de fureur pendant lesquels il se précipite sur tout ce qu'il rencontre ; les chiens, les animaux le fuient épouvantés ; à ce moment c'est de la folie furieuse, il se jetterait sur son maître qu'avant sa maladie il aurait défendu.

Lorsqu'on a reconnu dans le chien qui vous a mordu plusieurs de ces symptômes, il faut d'abord envisager sa position avec calme et, ce qui doit contribuer à ce calme, si nécessaire pour le traitement, c'est la certitude qu'en agissant immédiatement, nul danger n'est à craindre. Aussitôt après la morsure, on lavera la plaie et on la fera saigner en la pressant dans tous les sens ; puis, sans perdre un instant, on se fera appliquer ou on appliquera soi-même une pointe de fer chauffée au rouge qu'on introduira jusqu'au fond de la plaie ; on peut se servir également de beurre d'antimoine ou d'eau forte. Dans tous les cas, il vaut mieux brûler trop que pas assez. Plus la cautérisation sera rapprochée du moment de l'accident, plus le succès sera certain ; s'il faut un peu de temps pour avoir un médecin, que le malade lui-même ou les personnes qui se trouveront là fassent rougir un bout de fer quelconque, pourvu qu'il soit assez pointu, et cautérisent les morsures. Pour la tranquillité de l'esprit, toute morsure provenant d'un chien suspect devra être brûlée. Ces premiers soins donnés, le malade pourra prendre, pour contribuer à sa tranquillité, un de ces remèdes tant vantés, mais auxquels il ne faut pas trop se fier.

La Pustule maligne ou Charbon est une affection inflammatoire et gangréneuse, causée par le simple contact d'une grosse mouche vivant ordinairement sur les charognes. C'est en sortant de dessus les cadavres d'animaux morts de fièvres inflammatoires et gangréneuses, provenant de mauvais fourrages et chargés d'insectes en putréfaction, que ces mouches communiquent le

virus contagieux. Dans certaines contrées, la
Bourgogne surtout, le charbon est fréquent et fait
encore, malgré les précautions indiquées, beaucoup de victimes. Comme plus exposés, les gens
de la campagne en sont plus particulièrement attaqués. Aussi en voit-on souvent qui viennent
se faire brûler des boutons présentant un peu
d'inflammation, tant est grande la crainte de cette
maladie.

Lorsqu'un bouton présentera les signes suivants, il sera toujours prudent de le faire cautériser : démangeaison d'abord légère, incommode,
picottement vif, passager ; peu de temps après, il
se forme une petite vésicule ou bouton rosé qui
s'étend insensiblement, qui s'ouvre souvent de
lui-même et duquel il sort un liquide roussâtre ;
plus tard, on voit une tache jaune formant comme
des petits grains saillants et au-dessous une espèce de noyau mobile en forme de lentille ; à ce
moment, la démangeaison devient plus vive, la
peau s'élève et est toujours luisante ; le noyau se
durcit et devient insensible. Arrivé à ce point, il
ne peut plus y avoir de doute, il faut cautériser
ou faire cautériser le bouton avec un fer rouge,
ou mieux avec le beurre d'antimoine. Si ces précautions n'étaient pas prises, la gangrène arrivant

et se propageant au bout de quelques heures rendrait tout traitement inutile.

La Morve peut se transmettre du cheval à l'homme, et, comme c'est une maladie extrêmement grave, on ne saurait trop recommander à toutes les personnes obligées de soigner des chevaux morveux de prendre les plus grandes précautions pour éviter la contagion. Dès son apparition les charretiers ne coucheront plus dans l'écurie; les chevaux sains devront être séparés. Il faut éviter, dans le pansage, le contact de la matière qui sort des naseaux, car, s'il en tombait sur une plaie, sur une égratignure, sur les lèvres, dans les oreilles, dans les yeux, cela suffirait pour contracter la maladie. Dans ce cas, il faut laver à grande eau mélangée de vinaigre l'endroit touché; pour plus de sécurité il faut le cautériser.

Les symptômes caractéristiques de cette singulière maladie sont : une inflammation des fosses du nez, suivi, d'un écoulement continue d'une sécrétion de pus qu'on appelle jetage et qui sent mauvais; puis une éruption de pustules dont la gangrène est la suite et la mort la fin.

Le Farcin du cheval peut donner lieu aux mêmes accidents; des précautions semblables devront être prises.

(61) En faisant connaître les symptômes et les

causes de ces maladies, nous n'avons pas eu la prétention de passer en revue tous les maux dont la vie est menacée : c'est moins pour offrir un tableau complet que pour mettre l'homme en garde contre son insouciance quand il s'agit de sa santé. Toutes les indispositions, les affections les plus légères, doivent être surveillées, parce qu'elles peuvent donner lieu à des maladies graves et dont il n'est plus possible d'arrêter la marche si on attend trop tard ; ce sont surtout les maladies chroniques, provenant, pour la plupart, de l'obstination que nous mettons à refuser les conseils du médecin, qu'on néglige, parce qu'elles s'offrent souvent avec un caractère peu grave en commençant.

Presque toutes les maladies sont guérissables, pourvu qu'on s'y prenne à temps ; avec un peu de prévoyance l'homme s'éviterait des regrets trop tardifs.

(62) Mais il ne faut pas non plus écouter tous ces charlatans dont la seule préoccupation est d'avoir le plus d'argent possible ; d'un autre côté, mettez-vous en garde contre ces remèdes qui s'annoncent avec la prétention de tout guérir, contre ces remèdes de bonnes femmes surtout qui ne peuvent que prolonger le mal quand ils ne l'augmentent pas.

Maladies héréditaires.

Il faut entendre par maladies héréditaires, le germe ou la disposition à contracter telle ou telle maladie qu'ont eue nos parents, plutôt que la maladie elle-même. Malheureusement, c'est un fait certain, qu'une famille malsaine engendrera des enfants malsains aussi. Ne voit-on pas des infirmités se reproduire de père en fils? La puissance de l'hérédité ne se fait-elle pas voir, dans la ressemblance, dans la taille, dans la couleur? Cette force de l'hérédité ne se montre-t-elle pas très apparente aussi dans tout ce qui vit à la surface de la terre? N'entend-on pas dire souvent, voilà une famille d'un beau sang.

La prédisposition à certaines maladies est donc certaine; il est bon qu'on reconnaisse cette vérité. Cependant on ne doit s'en effrayer que juste ce qu'il faut pour se tenir sur ses gardes.

Beaucoup de maladies, envisagées comme héréditaires, ne le sont pas. Quelques-unes se développent à la suite d'une mauvaise nourriture ou d'un séjour prolongé dans des appartements ou des ateliers malsains; d'autres à la suite d'excès.

Les scrofules, par exemple, maladie causée par
l'altération des humeurs ou plutôt par une irritation des ganglions lymphatiques, que l'on regarde
comme essentiellement héréditaires, peuvent se
montrer tout-à-coup dans une famille saine jusque-là. Il est prouvé qu'elles peuvent sortir de la
malpropreté et de la misère.

L'époque où se manifeste ces maladies, léguées
par l'hérédité, n'est pas déterminée ; assez souvent c'est dans l'enfance ou l'adolescence, le plus
souvent c'est à la suite d'une maladie longue et
négligée.

C'est ici surtout que l'hygiène est nécessaire :
bonne nourriture, vêtements chauds, bon air,
logement sain, rien ne doit être négligé. Comme
nous l'avons dit en parlant de la maladie de poitrine, l'enfant issu de parents faibles sera nourri
par une femme robuste ; plus tard, on dirigera les
soins suivant son tempérament et en ayant toujours en vue la maladie de ses père et mère.
Tout, jusqu'au choix de la profession, est important ; l'état sédentaire ne convient pas à ces êtres
maladifs ; il leur faut de l'air.

Le mariage est encore un moyen de détruire
cette fâcheuse aptitude. Plus que dans tout autre
circonstance le croisement des races est nécessaire. C'est par l'union d'un individu faible avec

un sain et robuste que ces maladies disparaissent et s'éteignent au lieu de s'accroître.

Influence fâcheuse du chagrin sur la marche et la durée des maladies.

(63). La mort d'une personne aimée, une perte d'argent, le manque de travail, une position perdue, des contrariétés vives, etc., aggravent toujours les maladies quand elles n'en sont pas la cause ; la convalescence est plus longue et plus sujette aux rechutes. Dans une épidémie, les personnes tristes, dont le moral est affecté, en seront plutôt atteintes. Pour le peu qu'on porte en soi le germe d'une maladie, le chagrin la fera éclater et il s'opposera à la guérison. La science sera impuissante ; que peut-elle faire contre les grandes douleurs de l'âme ?

En voici un exemple entre mille : Un ouvrier laborieux, qui, quoique jeune encore, avait su acquérir une aisance modeste, marie une de ses filles. Cette union ne fut pas heureuse, car au bout de deux ans à peine, il fut forcé de reprendre sa fille avec ses enfants. Il en conçut un tel chagrin qu'il tomba malade. Ce fut d'abord une fluxion de poitrine, ensuite une fièvre intermittente qu'il garda assez longtemps ; après la fièvre arriva une hydropisie ; cette nouvelle maladie s'étant dissipée fit place de nouveau à une fluxion de poitrine ; puis une convalescence longue, et enfin, après beaucoup de souffrances, toujours sous l'influence du chagrin qu'il ne put vaincre, il mourut à quarante-cinq ans.

La tranquillité de l'esprit est donc indispensable pour guérir promptement; malheureusement, avec le chagrin, il n'est guère facile de raisonner. La famille, les amis du malade doivent tout employer pour ramener dans son cœur la gaieté, l'espérance et le courage, sans lesquels il ne peut guérir.

CHAPITRE III.

De la convalescence. — Nécessité d'une personne intelligente pour diriger la convalescence. — Régime des convalescents. — Durée de la convalescence, en général courte chez les jeunes gens, longue chez les vieillards.

Nécessité d'une personne intelligente pour diriger la convalescence.

(64) La convalescence n'est ni la santé ni la

maladie ; c'est un état intermédiaire, où toutes les fonctions cherchent à se rétablir dans leur équilibre naturel. Échappé d'une maladie grave, l'homme aspire à reprendre les forces qu'il a perdues ; c'est sa seule préoccupation.

Il y est excité par un appétit souvent vorace : c'est l'enfance avec toutes ses exigences, sans en excepter les pleurs ; c'est l'enfance sans raison, car la faim est si vive que malgré les observations, malgré la certitude qu'en mangeant beaucoup il va se faire mal, il ne veut rien entendre. Là est la principale cause de la fréquence des rechutes, souvent plus dangereuses que la maladie.

(65) C'est encore dans la convalescence qu'on reconnaît le besoin d'une personne intelligente pour la diriger, pour exécuter avec rigueur les ordres du médecin. Une femme, des enfants n'ont pas la force de résister aux supplications du malade ; leur faiblesse peut les rendre complices, sans le vouloir bien entendu, d'une mort dont l'idée seule les a tant fait pleurer. Les rechutes sont plus à craindre dans les campagnes et parmi les ouvriers que parmi la classe riche ; il tarde au laboureur d'aller dans ses champs, il tarde à l'ouvrier de reprendre ses travaux, son unique ressource. Se sentant mieux, avec un grand appétit,

14*

il croit que plus il mangera, plus vite ses forces reviendront; de là son insistance, ses supplications.

(66) On en voit qui saisissent le moment où ils se trouvent seuls pour se lever furtivement, sans bruit, et marcher en chemise, pieds nus. Tout ce qui leur tombe sous la main leur convient, le pain, le vin, l'eau et même l'eau-de-vie. Après de telles imprudences les rechutes sont inévitables, terribles, plus graves, ainsi qu'on le dit avec vérité, que la maladie elle-même; parce qu'elles trouvent le corps affaibli et ouvert aux maux qui vont de nouveau l'assiéger.

Régime des Convalescents.

(67) La convalescence demande donc de grandes précautions de la part des personnes chargées de la garde du malade; il faut faire attention aux sensations qu'il éprouve, aux digestions, au dégoût ou à la satisfaction qu'il montre en mangeant. En profitant de ces indications, il est facile d'adopter un régime convenable, soit en augmentant, soit en diminuant la nourriture.

Ce n'est que petit à petit, à mesure que les forces reviennent, et en suivant les progrès de l'appétit, qu'on peut passer des bouillons clairs, soit de poulet ou de veau, à la soupe, aux œufs frais à la coque, puis à la viande rôtie pour boisson on prendra de l'eau panée (pain rôti qu'on fait bouillir légèrement dans l'eau) avec un peu de vin, et enfin un doigt de vin pur.

(68) S'il survient du dévoiement, si la bouche est mauvaise, amère, il faut diminuer la nourriture et même revenir aux bouillons ou manger peu et souvent, et rester toujours avec un peu d'appétit. Si, malgré ces précautions, il reste, après les repas, de la gêne, de la pesanteur à l'estomac, on prendra une infusion légère de thé ou de camomille.

(69) Consultez le médecin avant de commencer l'usage des aliments, et si, malgré les soins et la nourriture, le convalescent ne reprend pas ses forces, consultez-le encore; cette faiblesse annonce que les causes ayant produit la maladie n'ont pas entièrement disparu.

La constipation est presque inévitable, surtout lorsque la santé revient promptement; on la combattra en prenant une nourriture rafraîchissante, en mangeant des œufs à la coque, des pruneaux cuits et sucrés avec du miel. Si, malgré ces moyens, elle persiste, quelques lavements à l'eau de son ou même un léger purgatif deviennent nécessaires.

(70) La chambre des convalescents doit être,

autant que possible, exposée à la lumière et au soleil, de manière à ce qu'on puisse renouveler l'air souvent. Les rideaux du lit ne doivent jamais être fermés; c'est une mauvaise habitude que de s'enfermer dans ses rideaux, même lorsqu'on est bien portant, à plus forte raison lorsqu'on relève de maladie : si vous fermez vos rideaux hermétiquement, l'air qui ne tarde pas à se vicier par l'expiration, par les émanations de la peau, ne peut être remplacé et il a le temps, pendant toute la nuit, d'exercer son action malfaisante. Le linge, les chemises surtout seront souvent changées, et les draps, matelas, lits de plumes, exposés pendant le jour à l'air et au soleil.

(71) Le convalescent restera levé, quelques heures seulement les premiers jours; puis, si ses forces reviennent vite, il pourra sortir un instant dans le milieu de la journée en hiver, l'après-midi en été. Enfin il pourra reprendre son travail en ayant la précaution d'essayer ses forces petit à petit.

(72) Repris à propos et doucement, il ramène l'appétit et les forces digestives ; repris trop tôt et trop prolongé, il amène une rechute. Toutes les fois que les battements du cœur sont violents et que la sueur coule abondamment, il faut se méfier.

Durée de la convalescence, en général courte chez les jeunes gens, longue chez les vieillards.

(73) La convalescence, chez l'enfant et l'adulte, marche promptement, si elle n'est entravée par des imprudences ou par la faiblesse de la constitution : à cet âge l'énergie de tous les organes est si grande que l'intervalle qui sépare la maladie de la santé est quelquefois inappréciable. Dans la vieillesse elle est beaucoup plus longue ; ici, au contraire, l'estomac a perdu son activité et les forces par conséquent reviennent moins vite ; les accidents sont plus longs à disparaître ; dans ce cas la nourriture, sans être trop substantielle, doit être fortifiante. Après certaines maladies, la convalescence marche plus lentement et avec des alternatives de mieux, de malaises et d'embarras digestifs : c'est alors qu'il est indispensable de régler sa nourriture d'après ces variations et se remettre à la diète si les digestions sont pénibles. Les mauvaises fièvres, la fièvre typhoïde surtout, les affections catharrales, etc., laissent après elles une faiblesse extrême et mettent le malade dans un état langoureux, prolongé, qui demande la plus grande attention pour ne pas tomber dans les deux excès contraires, l'excès ou l'insuffisance de

nourriture. D'un autre côté, plus le malade aura perdu de sang, plus il lui faudra de temps pour reprendre ses forces.

Si, malgré la force de constitution et l'appétit soutenu du malade, la convalescence traîne en longueur, l'air de la campagne, pour ceux qui habitent les grandes villes, est on ne peut plus favorable; on y trouve un calme qui agit très-utilement en éloignant toute préoccupation triste. Une autre circonstance retarde encore le retour à la santé de ceux qui sont loin de leur pays, c'est l'ennui. Toutes les fois qu'ils manifestent le désir d'y aller, il faut leur procurer de suite les moyens de partir; en les contrariant sur ce point, la guérison serait inévitablement retardée, et une rechute serait à craindre.

(74) Les plus grands ménagements, en ce qui regarde les désirs brusques et irréfléchis des convalescents, sont nécessaires; il faut ménager, adoucir leur impatience, satisfaire leurs légers caprices, en tant qu'ils ne sont pas contraires au rétablissement de leur santé.

CHAPITRE IV.

CONNAISSANCES LES PLUS INDISPENSABLES POUR SOIGNER UN MALADE. — Tisanes, cataplasmes, sinapismes, bains.

de pieds, lavements, bouillons. — Vésicatoires et
cautères. — Sangsues, précautions à prendre pour
les appliquer et pour les conserver, danger de se servir de sangsues ayant été appliquées sur un mauvais
mal. — Abus des purgatifs et des lavements. — Attention qu'on doit prendre en donnant les médicaments.

(75) Beaucoup de personnes se trouvent souvent embarrassées lorsqu'il s'agit de donner des
soins à un malade, de préparer les tisanes, les cataplasmes, sinapismes, etc., etc. Ces choses si
simples ont cependant leur importance : que de
maladies se sont aggravées parce qu'un sinapisme
a été mal fait, parce que des sangsues ont été mal
appliquées, etc., etc.

**Tisanes, cataplasmes, sinapismes, bains de pieds,
lavements, bouillons.**

Tisanes. — Les tisanes se préparent de trois
manières : par infusion, par décoction et par macération.

Avec toutes les fleurs et les feuilles aromatiques, le thé, le vulnéraire, la tisane se fait par infusion, c'est-à-dire en mettant les fleurs lorsque
l'eau est prête à bouillir; on retire du feu et on

laisse infuser dix minutes. Il faut ordinairement une petite pincée de fleurs par verre d'eau, et le double de feuilles. Les infusions doivent être passées dans un linge serré, ou mieux dans une pièce de laine, parce que quelques fleurs, telles que l'arnica, sont composées de filaments extrêmement fins qui, en entrant dans la gorge, feraient tousser le malade ; on les donne ordinairement chaudes. Elles doivent être faites dans des vases fermés à cause de l'arôme qui, sans cette précaution, se perdrait.

On emploie la décoction pour les racines et pour les substances dures que l'eau pénètre difficilement, par exemple le lichen, l'orge, etc. Le temps de l'ébullition doit varier de dix à trente minutes ; dix minutes pour quelques feuilles, trente à soixante minutes pour les bois et les racines.

La macération se fait ordinairement à froid, comme le vin de quinquina ; d'autres fois on emploie l'eau chaude, la macération de rhubarbe, par exemple. Le temps de la macération varie suivant la température, de deux à quinze jours.

Cataplasmes. — Les cataplasmes de farine de lin se préparent en versant petit à petit, et en remuant toujours, de l'eau froide sur la farine, jusqu'à ce que le tout soit en consistance de bouillie

claire ; puis on les fait cuire en continuant de re-
muer. Ils doivent être posés à nu, directement sur
la peau, à moins qu'on ait de la gaze très-claire.
A défaut de farine de lin, on peut se servir de miè
de pain et de lait ou de son, mais, dans ce cas, il
faut y ajouter un peu de farine de froment. Quelquefois, pour rendre ces cataplasmes plus émollients, on emploie, au lieu d'eau, une décoction de
racine de guimauve ou de feuilles de mauves ;
d'autre fois on applique ces feuilles elles-mêmes
cuites dans une petite quantité d'eau.

Sinapismes. — Les sinapismes sont des cataplasmes faits avec de la farine de moutarde, mais
différant pour leur préparation, de ceux de farine
de lin, parce qu'on se sert d'eau froide ou légèrement chaude. Afin de rendre les sinapismes moins
forts, on fait un mélange de farine de moutarde et
de farine de lin, ou bien on saupoudre de moutarde un cataplasme de farine de lin au moment
de l'appliquer.

Bains de pieds. — Pour prendre un bain de
pieds avec la farine de moutarde, on en délaie
125 gram. (4 onces) dans suffisante quantité
d'eau chaude de manière à ce qu'il y en ait jusqu'à la cheville des pieds. Selon l'indication du
médecin, la moutarde est remplacée par une poignée de sel ou par des cendres, assez souvent on

n'y met rien. Le bain de pieds ne doit pas durer plus de quinze à vingt minutes.

Lavements. — Les lavements sont indispensables dans beaucoup de maladies, et cependant il arrive souvent qu'on rencontre chez certaines gens une résistance que rien ne peut vaincre; il est difficile de comprendre un pareil entêtement. Les lavements à l'amidon se préparent en délayant une cuillerée à bouche d'amidon dans de l'eau chaude; ceux à l'eau de son, en faisant bouillir dix minutes une petite poignée de son, ceux à l'eau de riz ou de graine de lin, en en mettant une cuillerée comble pour un lavement, et faisant bouillir également; puis on passe à travers un linge. Il faut avoir la précaution de ne pas les donner trop chauds. Pour un lavement il faut 500 gram. (une livre) de liquide, pour demi, 250 gram. (demi-livre), pour quart, 125 gram. Lorsqu'un lavement est donné dans le but d'arrêter un dévoiement opiniâtre, ou lorsqu'il renferme des substances médicamenteuses, on ne met que 125 à 200 gram. (4 à 6 onces) d'eau, afin de le garder plus long-temps.

Bouillons. — Le bouillon aux herbes, employé ordinairement pour faciliter l'effet des purgatifs, se prépare avec de l'oseille, de la laitue, de la bette ou poirée et du cerfeuil, de chacune de ces plantes une pincée. On les coupe et on les met cuire dans un quart de litre, ou à-peu-près un grand verre d'eau, en remuant souvent pour les empêcher de brûler, puis on y ajoute trois autres litres d'eau, un peu de beurre gros comme une petite noix et du sel en petite quantité aussi. On peut se contenter d'oseille et de cerfeuil, à défaut, de poirée et de laitue.

Pour le bouillon de veau, on prend de 250 gram. (demi-livre) de rouelle de veau, on la met dans un pot de terre avec trois litres d'eau froide qui est amenée, par une chaleur modérée, à une légère ébullition. Quelques ménagères mettent leur viande à l'eau bouillante, c'est une mauvaise habitude, parce qu'une trop grande chaleur saisit et durcit immédiatement la surface de la viande et empêche la sortie des sucs qu'elle contient. La qualité du bouillon dépend beaucoup de la manière dont il a été fait ; avec une chaleur modérée, entretenue avec soin pour que le liquide se maintienne à une température voisine de l'ébullition, on aura toujours de bon bouillon.

Vésicatoires et cautères.

(76) Les vésicatoires et les cautères demandent quelques précautions pour leur pansement.

On appelle vésicatoire volant celui qu'on ne veut pas entretenir. On met dessus, après l'enlèvement de l'emplâtre, un peu de coton, assez pour en couvrir exactement la plaie ; ce coton doit rester à demeure et jusqu'à ce qu'il se détache seul, la plaie est alors guérie ; quelquefois on préfère le cérat sur du papier brouillard ; dans ce cas la plaie du vésicatoire est un peu plus longue à sécher. La plupart de ceux qu'on applique sur la poitrine, derrière le dos, aux cuisses, sont des vésicatoires volants. Ceux qu'il faut garder long-temps exigent plus d'attention ; il importe ici de ne pas laisser sécher la plaie, mais il ne faut pas trop l'irriter non plus. Pour éviter une trop grande douleur, on peut laisser en place la peau que l'emplâtre a soulevée au lieu de l'enlever en la coupant avec des ciseaux. Le premier et le deuxième jour on le panse avec du beurre mis sur une feuille de bette, ensuite avec la pommade épispatique ou du papier préparé à cet effet. Si la surface du vésicatoire devient rouge, enflammée, saignante, il faut remplacer la pommade par des cataplasmes de farine de riz ; si, au contraire, elle est pâle, grisâtre et ne suppure pas, on fera usage d'une pommade plus forte. Quand la suppuration est trop abondante et qu'elle cause beaucoup de douleurs, on laisse la pommade aux cantharides pour se servir de celle au garou, ou on mélange celle qu'on a avec du beurre. Assez souvent les vésicatoires s'élargissent et des boutons charnus se développent autour; on les arrête en les saupoudrant d'alun calciné. Il n'est pas prudent de supprimer un vésicatoire sans en avertir le médecin, parce qu'avant un purgatif est presque toujours nécessaire, surtout chez les enfants. Il est également dangereux de faire passer des dartres tout-à-coup sans se purger.

(77) Beaucoup de personnes hésitent à se laisser établir un cautère ; ce seul mot effraye, parce que l'on croit à tort qu'une fois établi on ne peut plus le supprimer. Si la maladie pour laquelle il a été appliqué est guérie, pourquoi le garderait-on ? Il faut panser le cautère, au moins une fois par jour, avec un pois d'iris qu'on recouvre d'une feuille de lierre, ou, ce qui vaut mieux, de papier préparé exprès et une compresse par-dessus. On se sert quelquefois de pois des champs ; ces pois se gonflent énormément et devenant tout biscornus occasionnent de vives douleurs.

Sangsues, précautions à prendre pour les appliquer et pour les conserver. Danger de se servir de sangsues ayant été appliquées sur un mauvais mal.

(78) Lorsqu'il s'agit de faire une application

de sangsues, on se contente de les poser sur l'endroit indiqué sans s'inquiéter si la place est propre. Il arrive souvent que des cataplasmes ont été
mis, que des frictions avec des matières grasses,
odorantes et de mauvais goût ont été faites ; si
l'on n'enlève pas avec le plus grand soin toutes ces
matières, les sangsues ne piqueront pas. Il faut
toujours nettoyer la place avec de l'eau chaude et
de la mie de pain ; lorsqu'il y a eu des corps gras
ou ayant de l'odeur, il faudra, avant le nettoyage
à l'eau chaude et à la mie de pain, la frotter avec
de l'huile d'olives. S'il y a des poils, on les rasera
avec soin parce qu'ils les empêchent de mordre.

Plusieurs moyens sont mis en usage pour faire
prendre plus promptement les sangsues ; le lait,
la crème, l'eau sucrée, sont employés ; la pomme
de reinette vaut mieux, le contact du jus aigrelet
les irrite et elles quittent la pomme pour se porter sur la peau qu'elles mordent immédiatement.
On creuse la pomme de manière à ce qu'elles
puissent y tenir librement. Quelques gouttes de
vin mises sur un linge, les excitent également à
piquer. Dans l'hiver, lorsqu'il fait très-froid, il faut
les placer sur un linge un peu chaud. Lorsqu'on
applique les sangsues aux gencives, dans le nez
ou à d'autres endroits dans lesquels on pourrait
craindre leur introduction, on se sert de petits

tubes de verre qui sont maintenus jusqu'à ce que
la sangsue lâche prise. Une fois prises, il ne faut
pas y toucher, encore moins les arracher, ni mettre dessus du sel ou du tabac lorsqu'elles tardent
à tomber. Si un cataplasme est jugé nécessaire,
ne le mettez pas immédiatement après à la chute
des sangsues; lavez les piqûres avant et pendant
quelques minutes avec de l'eau tiède.

Il arrive assez souvent, chez les enfants surtout, que le sang coule plus long-temps qu'on ne
le voudrait; pour que la colophane et l'amadou
l'arrêtent, il faut d'abord serrer la piqûre avec les
doigts, bien l'essuyer, puis mettre dessus une
bonne prise de colophane. La pierre infernale est
plus sûre; mais elle ne se trouve qu'entre les
mains des médecins.

On a tort de jeter les sangsues qui ont servi;
dégorgées du sang qu'elles ont pris, elles peuvent
reprendre quelques jours après. Le dégorgement
à la main est le meilleur; à cet effet, on les prend
par la queue de la main gauche, puis avec le
pouce et le premier doigt de la main droite on
les presse légèrement, en allant doucement de la
queue à la tête; on les met ensuite dans de l'eau
fraîche que l'on change tous les jours. Si ce moyen
répugne, on les met sur des cendres, sur du sel

ou dans de l'eau salée et vinaigrée, pour les faire rendre le sang qu'elles ont sucé.

Les sangsues ne doivent jamais servir que pour la même famille, et lorsque la nature de la maladie n'est pas mauvaise et ne peut se communiquer. L'exemple tout récent d'un jeune homme qui est mort empoisonné, après avoir bu, par mégarde et le soir, l'eau dans laquelle avaient dégorgé des sangsues mises à sa mère, atteinte d'un mal cancéreux, fait comprendre qu'il est bon de savoir, avant de s'en servir de nouveau, à qui ces sangsues ont été appliquées.

Abus des purgatifs et des lavements.

(79) Nous devons signaler ici le danger qu'il y a d'abuser des purgatifs et des lavements. C'est une mauvaise habitude que de prendre tous les jours des purgatifs, quelque légers qu'ils soient ; le corps finit par s'y habituer et, au lieu d'en obtenir du soulagement, l'indisposition se complique d'une irritation d'intestins toujours nuisible. Si l'on est échauffé, il n'y a pas d'inconvénient à se purger une ou deux fois, pour ne recommencer que quinze jours ou un mois après, si l'indisposition reparaît. Il en est de même pour les lavements : autant ils font de bien, pris à propos, au-

tant ils sont nuisibles si l'on en abuse; répétés tous les jours, dans le but de combattre la constipation, il est impossible, au bout d'un certain temps, de s'en passer et ils finissent par anéantir complètement les fonctions des intestins.

Attention que l'on doit prendre en donnant les médicaments.

(80) Un mot maintenant aux personnes qui soignent les malades : Assurez-vous bien de ce que vous faites prendre au malade, songez aux fatales conséquences d'une erreur. Souvent deux médicaments sont ordonnés en même temps, l'un pour être pris, l'autre destiné à faire des frictions; ordinairement il y a sur ce dernier *pour l'usage externe,* ce qui veut dire qu'il ne doit être employé qu'à l'extérieur du corps, en frictions ou autrement. Pour éviter des méprises funestes, il faut donc y faire la plus grande attention, parce que ces méprises ont causé la mort de plus d'un malade.

LIVRE II.

DES AGES.

(81) La vie se divise en quatre périodes. Ces quatre périodes correspondent à certains changements qui arrivent à des époques à peu près fixes. 1° L'enfance, de un à douze ou quatorze ans; 2° l'adolescence, de quatorze à vingt ou vingt-cinq ans; 3° la virilité, de vingt-cinq à cinquante ans pour la femme, et jusqu'à soixante ans pour l'homme; 4° la vieillesse, de cinquante ou soixante ans jusqu'à la mort.

Chacun de ces âges a ses besoins particuliers qu'il faut chercher à satisfaire, de même qu'il a ses maladies qu'il faut essayer de prévenir. C'est surtout aux deux extrémités de la vie que les dangers sont les plus nombreux : à l'enfance, les inflammations du cerveau, le croup, la petite vérole, les convulsions, les vers, etc.; à la vieillesse, la goutte, les rhumatismes, les insomnies, les attaques d'apoplexie et de paralysie.

CHAPITRE PREMIER.

Soins que réclame l'enfant, sa première nourriture, influence qu'elle exerce sur sa vie.

(82) A peine sorti du sein de sa mère, l'enfant est environné de dangers auxquels la faiblesse de ses organes ne donne que trop de prise : l'air nouveau qu'il respire, la nourriture souvent mauvaise qu'il prend, les soins assidus et nécessaires qui lui manquent quelquefois, sont autant d'agents destructeurs qu'il trouve en entrant dans le monde; aussi la mortalité extraordinaire des enfants s'explique très-bien : l'existence de ces petits êtres est si fragile, leurs membres si faibles,

leur appareil digestif si délicat, que ce doit être déjà pour eux une secousse violente que de recevoir tout-à-coup les impressions de l'air vif auquel ils ne sont pas habitués. C'est pour cela qu'en venant au monde ils doivent être immédiatement enveloppés de linges mous et convenablement chauffés.

(83) Le corps de l'enfant est ordinairement recouvert d'un enduit sale et gras ; il faut le nettoyer en le frottant d'abord avec un peu d'huile ou de beurre frais, puis le laver avec un linge fin ou une éponge imbibée d'eau tiède. La chambre où on l'habille doit être chaude et fermée. En lui faisant sa toilette, on aura soin d'envelopper le cordon d'un petit linge huilé et de le soutenir à l'aide d'une bande assez large, ni trop lâche ni trop serrée.

(84) La nourriture que l'enfant va recevoir est la chose la plus importante pour lui : sa force, sa santé, sa vie dépendront des premiers soins qu'il recevra. On ne comprend pas assez l'action qu'elle a sur lui. On ne sait pas qu'un enfant issu de parents malades et doué lui-même d'une faible constitution peut acquérir, par des soins bien entendus, une santé robuste.

(85) La mère n'a rempli que la moitié de la tâche que la nature lui a imposée, si elle aban-

donne son enfant aux mains d'une étrangère. Malheureusement, il en est dans la classe ouvrière des villes qui sont, à leur grand regret, contraintes de s'en séparer ; les besoins, les nécessités de position, leur genre d'industrie les empêchent de nourrir. Mais ce ne sont que des exceptions, et on ne voit guère que les femmes du grand monde qui, par crainte de perdre leur fraîcheur, leurs grâces, leurs plaisirs, ne veulent pas s'abaisser au rôle de nourrice. La plupart ignorent les maladies qu'elles peuvent contracter en voulant se soustraire à cet ennui ; et pour n'en signaler qu'une, on sait que le lait gardé dans les mamelles peut, malgré les secours de la médecine, produire des maladies hideuses et incurables, c'est ce qu'on appelle ordinairement un lait épanché.

Il n'y a que les femmes affectées de maladies chroniques capables de se transmettre, telles que les dartres, les scrofules, la phthisie, et, d'autre part, celles qui exercent une profession insalubre et respirent un air malsain, qui devront s'en dispenser. Car, quoique l'enfant puisse apporter avec lui le germe d'une maladie mortelle, on peut, par une bonne alimentation, des soins surtout, non pas effacer complètement le mal, mais au moins l'atténuer, au point de prolonger l'existence jusqu'à la limite naturelle.

Allaitement étranger.

(86) Faisons connaître les principaux inconvénients de l'allaitement étranger. D'abord, si vous mettez votre enfant en nourrice, vous ne pouvez prendre qu'une femme qui a déjà nourri au moins un enfant, quelquefois deux ; le lait est trop vieux, quelquefois pas assez abondant et souvent d'une mauvaise qualité

(87) Trop vieux, il est d'une difficile digestion pour l'appareil digestif si faible de l'enfant ; d'un autre côté, il ne peut remplacer celui qui, sortant le premier des mamelles de la mère, possède la propriété de dissoudre certaines matières et d'expulser le meconium en purgeant un peu l'enfant. C'est en grande partie au lait trop vieux qu'il faut attribuer les tranchées, les coliques, que les moyens artificiels, tels que le sirop de chicorée ou de fleurs de pêcher, mélangé d'huile d'amandes douces, ne peuvent toujours calmer. S'il n'est pas assez abondant, l'enfant dépérit, au lieu de prendre de la force, et il peut mourir, si la nourrice n'a pas le bon esprit d'y suppléer par du lait étranger ou de la panade. S'il est d'une mauvaise qualité, ses effets malfaisants se font encore plus vivement sentir, et malgré le changement de nourri-

ture, de vie, d'habitudes de la nourrice, rien ne peut le ramener parfaitement bon. Dans ce cas, l'enfant crie continuellement, vomit et finit par mourir étique. Quelquefois il arrive qu'il est trop fort, trop nutritif; les digestions alors sont pénibles et accompagnées de vomissements.

(88) Un autre inconvénient plus grand encore, c'est la grossesse des nourrices, le fléau de l'enfance. Il n'y a rien d'exagéré en disant que le huitième, au moins, deviennent enceintes pendant le cours de l'allaitement. Une mère peut se trouver dans le même état, il est vrai, mais dès l'instant qu'elle s'en apercevra, elle cessera de donner son lait; elle ne voudra pas empoisonner son enfant, tandis que la nourrice, qui ne cherche que son intérêt, cachera sa grossesse, dans la crainte de perdre ses mois; si elle le dit, ce ne sera que trois ou quatre mois après, alors que voyant l'enfant dépérir, elle aura peur de le voir mourir dans ses mains. Il s'en trouve qui, tout en voulant conserver leur argent, ont au moins pitié de leur nourrisson et le sèvrent sans en prévenir les parents; si toutes encore faisaient cela!

On ne saurait trop flétrir de pareils actes; c'est d'autant moins pardonnable que toutes les femmes connaissent les funestes effets d'un pareil lait. L'enfant s'en ressent jusqu'à trois ou quatre ans, s'il n'en meurt pas ; toutes ses facultés se trouvent retardées ; il parle et marche beaucoup plus tard.

(89) Dans le cas de grossesse, doit-on sevrer l'enfant, ou doit-on le changer de nourrice ? Si l'enfant est fort et vigoureux, s'il vient bien, et s'il a cinq ou six mois, on peut le sevrer sans danger ; il s'en ressentira moins que d'un changement de nourrice.

(90) Pour une cause ou pour une autre, lorsque la mère prévoit qu'elle ne pourra nourrir, elle choisira une nourrice plutôt à la campagne qu'à la ville. Il faut à l'enfant l'air vif des champs ; son heureuse influence se voit sur sa mine fraîche et pleine de santé. Elle s'informera des mœurs, des habitudes, du degré d'aisance du ménage, de la salubrité de la maison, du nombre d'enfants, et de quelle date est le lait ; pour être convenable, il ne doit pas avoir plus de six mois. Elle l'examinera ou le fera examiner ; il faut qu'il soit ni trop épais, ni trop liquide, pur, abondant, blanc, à reflet bleuâtre ; mis sur un miroir, même incliné, il doit se maintenir en gouttelettes ; il doit ne contenir aucune matière filante ou gluante. Du reste, comme on ne saurait apporter trop de soin dans le choix d'une nourrice et l'examen de son lait, on aura recours à son médecin ; lui seul pourra apprécier la nature et la quantité de ses éléments nutritifs.

(Tout le monde peut reconnaître la force du lait avec un tube gradué en cent parties ; le lait de femme doit marquer trois degrés de crème, tandis que celui de vache, le plus riche, marquera de dix à douze degrés.)

On aime aussi à voir l'enfant que la nourrice allaite ; il ne faut pourtant pas y attacher trop d'importance, car il est prouvé que deux enfants tétant le même lait, ne s'en nourrissent pas également bien.

L'âge de la nourrice et le degré d'union qui règne dans le ménage doit être pris aussi en sérieuse considération : les émotions vives, la jalousie, la colère, les contrariétés rendent le lait mauvais, et les convulsions, dont on cherche en vain l'origine, sont causées le plus souvent par les querelles du ménage.

Allaitement artificiel.

(91) Quelques mères ne pouvant nourrir, et voulant cependant conserver leurs enfants près d'elles, ont recours à l'allaitement artificiel, c'est-à-dire qu'elles les nourrissent avec du lait de vache ou autre. Blâmée énergiquement autrefois, cette méthode a aujourd'hui beaucoup de partisans, depuis surtout que l'expérience a prononcé.

16*

Dirigé dans les conditions nécessaires, avec des soins de tous les instants, cet allaitement réussira mieux qu'avec le lait de beaucoup de nourrices. Le lait de vache, étant plus fort que celui de la femme, devra être coupé avec une décoction de gruau ou même de mie de pain ; la proportion ordinaire est de deux parties de lait et une partie de décoction de gruau ; pour cela, on consultera la force et les besoins de l'enfant.

(92) Le lait trop chaud lui ferait du mal : il faut le donner tiède, à-peu-près à la même chaleur que celui qui sort des mamelles ; on le fera chauffer légèrement sur une lampe pour la nuit, ou mieux encore, au bain-marie, en mettant le verre qui le renferme dans une écuelle d'eau chaude.

On se sert, pour cet allaitement, d'un biberon, espèce de fiole munie d'un bouchon auquel est adapté un bout en ivoire, en pis de vache, ou en tout autre substance imitant, pour la forme, le bout de sein. Le pis de vache est le meilleur, parce que, trempé dans de l'eau tiède cinq minutes avant de s'en servir, il se ramollit au point d'offrir une ressemblance parfaite avec le sein de la femme. Il est essentiel de ne pas le mettre dans de l'eau trop chaude, parce qu'alors il se raccornit et perd la propriété de devenir mou ; après s'en être servi, on le lave dans de l'eau fraîche.

Depuis quelques années, ce mode d'allaitement est suivi dans beaucoup de contrées; la mortalité ne paraît pas plus grande qu'ailleurs.

Alimentation et sevrage.

(93) Pour la nourriture, les mouvements, les cris des nouveau-nés indiqueront le moment où il faut leur donner à téter; dans tous les cas, il ne faut pas attendre plus de six heures. Le lait de la mère, dans les premiers jours, les purge et les prédispose à un bon appétit; celui d'une nourrice ne peut remplir le même but, parce qu'il ne conserve cette propriété que fort peu de temps. Les coliques ou tranchées qui les font tant souffrir viennent souvent de là; car, en y faisant attention, on verra que ceux qui sont allaités par leurs mères en ont moins.

(94) La nourrice ne doit pas donner à téter en arrivant du travail et pendant qu'elle est en sueur; le lait échauffé donne des coliques à l'enfant. Le calme, la tranquillité, sont nécessaires pour la qualité du lait; si elle est en colère, si elle éprouve une contrariété, elle doit attendre un instant.

(95) L'enfant doit être habitué de bonne heure à manger, pour qu'au moment du sevrage il ne s'en ressente pas trop; ceux allaités artificiellement

mangent ordinairement plus tôt. On commence par la panade ou la semouille, qui valent mieux que la bouillie; puis on augmente progressivement les aliments, en passant aux soupes grasses nécessaires pour remplacer la viande, qui, à cet âge, ne peut être suffisamment broyée et mâchée, et qui pourrait, ainsi avalée, causer des accidents.

Le sevrage doit avoir lieu de douze à quinze mois; il serait à craindre, si l'on attendait davantage, que l'enfant, ne trouvant pas une nourriture suffisante, affaiblît beaucoup sa mère, tout en souffrant lui-même également. Rien n'est plus facile, quand on a habitué l'enfant à manger de bonne heure; il ne s'en ressent pas; c'est l'affaire de cinq ou six jours. On commence par le sevrer la nuit, on lui donne le sein seulement deux ou trois fois par jour; de cette manière, il en perd facilement l'habitude. S'il y met de l'obstination, un peu d'aloës mis sur le sein suffira pour le dégoûter.

(96) Si l'homme doit avoir des repas réglés, il n'en peut être de même dans l'enfance : le travail de digestion et d'assimilation se fait si vite, à cet âge où tous les organes tendent à s'accroître, que l'estomac a souvent besoin. L'enfant ne peut supporter le jeûne comme pourrait le faire une grande

personne ; aussi faut-il lui donner à manger au moins cinq à six fois par jour.

(97) A trois ou quatre ans, l'alimentation doit être substantielle, fortifiante et assaisonnée. Le sel est un bon excitant ; les enfants l'aiment beaucoup et se jettent dessus, pour en manger, toutes les fois qu'ils le trouvent à leur portée. Point de sucreries, point de friandises qui les échauffent et délabrent leur estomac ; habituez-les à manger comme vous, de la viande, des légumes, etc. La soupe en trop grande quantité les rend lourds et paresseux.

Dangers du maillot.

(98) On ne saurait trop s'élever contre l'habitude qu'ont beaucoup de nourrices de garotter les enfants dans leurs langes, et cela, le plus souvent, pour se procurer un peu de tranquillité. Les conseils, les recommandations, rien n'a pu faire comprendre aux mères de famille le danger qu'elles font courir à leurs enfants : la déformation de la poitrine et des jambes en sont les suites. J'en ai vu emmailloter : elles les serraient absolument comme si elles avaient fait un ballot ; ils avaient le corps pressé, les jambes allongées et serrées les unes contre les autres. Ainsi arrangés, ces enfants sont mis dans l'impuissance

de faire aucun mouvement. Cette coutume barbare, dont le plus petit inconvénient est de les empêcher de reposer, est souvent la cause de leurs
cris, car ils paraissent joyeux aussitôt débarrassés
de leur maillot. Il nous est facile de juger de ce
qu'il doit souffrir d'une attitude raide et immo-
bile, puisque nous-mêmes nous changeons de position plusieurs fois la nuit, et que c'est surtout
lorsque nos jambes sont fléchies un peu que nous
reposons le plus doucement.

(99) Pourquoi ne pas les mettre dans une espèce de sac attaché seulement à la ceinture, ou
mieux encore avec des bretelles? On éviterait par
ce moyen les épingles, qui peuvent entrer dans
les chairs. La mère aurait un peu plus d'embarras,
il est vrai, pour les tenir proprement, mais elle
n'aurait pas la douleur de leur voir les membres
tordus ou difformes. De quelque manière qu'on
les arrange, il faut de la propreté ; c'est une condition indispensable, dans l'état de délicatesse où se
trouve leur peau. Tous les jours on devra les laver avec une éponge et de l'eau tiède en hiver, de
l'eau froide en été.

Premiers pas, coucher et habillement de l'enfant.

(100) L'habitude de bercer les enfants com-

mence à se perdre, et on a raison ; une fois qu'on a commencé, ils ne veulent plus s'endormir sans cela. C'est encore une mauvaise habitude de les endormir sur les genoux : ils s'échauffent trop, et lorsqu'on les met sur le berceau ils se réveillent. Dans les premiers mois de leur existence, ils dorment beaucoup ; plus tard, leur sommeil est moins long et ils tiennent difficilement au lit, pour le désespoir de certaines nourrices, qui les laissent crier des heures entières pendant qu'elles font leur besogne, au lieu de les promener à l'air. Jusqu'à trois ou quatre ans, il est nécessaire de les coucher dans le milieu de la journée, surtout l'été, parce que l'enfant ne prenant pas une minute de repos, ne pourrait supporter la fatigue d'une journée entière.

(101) Autrefois, la manière dont on soutenait les enfants, lorsqu'ils commençaient à marcher, était on ne peut plus contraire à leur avancement. Aujourd'hui les lisières sont à-peu-près abandonnées, parce qu'on en a reconnu les mauvais effets, mais il peut y avoir du danger à les tenir constamment par la main, et surtout du même côté : il vaut beaucoup mieux les laisser se rouler par terre ; tous leurs membres sont libres et sans cesse en mouvement ; les reins prennent de la force. Ils s'essayent et finissent par se lever en se

tenant aux meubles, aux murs, à ce qu'ils ren-
contrent.

(102) Lorsqu'ils se soutiennent bien, on peut,
pour éviter une surveillance continuelle, les mettre dans une espèce de chariot très-large en bas,
étroit en haut. Ils peuvent ainsi aller et venir sans
danger. Il y aurait un grand inconvénient à les
mettre trop jeunes dans ce chariot, parce qu'ayant
les jambes faibles, et se sentant d'ailleurs soutenus par les bras, ils traîneraient les pieds et ne
s'en serviraient pas pour marcher.

Lorsque l'enfant tarde à marcher, et qu'on attribue ce retard à la faiblesse de son estomac ou
de ses membres, on pourra lui donner quelques
tisanes fortifiantes, ou mieux, un mélange de sirop de quinquina, de gentiane et anti-scorbutique.
L'heureux effet de ces toniques, depuis le plus
jeune âge jusqu'à douze ou quinze ans, a été constaté depuis longtemps, et beaucoup de mères de
famille en font prendre tous les ans à leurs enfants, au printemps et à l'automne. Le grand air
est encore pour l'enfant un besoin ; autant il est
triste et maussade à la maison, autant il est joyeux
dehors ; de l'air et du pain valent mieux pour lui
que toutes les friandises.

(103) La tendre sollicitude des mères pour leurs
enfants les porte souvent à des extrêmes qui

tournent au préjudice de leur santé. Ainsi, leur lit est presque toujours trop chaud et trop mou ; rejetez les lits de plume ou de coton, n'employez que le crin, les balles ou paille d'avoine. Ne les chargez pas trop de couvertures pendant la nuit : ce poids rend leur sommeil agité, provoque des sueurs qui les affaiblissent, et peut leur causer des maladies inflammatoires, éruption de boutons, etc. Les lits trop mous peuvent encore retarder le moment où ils deviennent propres ; ils favorisent surtout l'incontinence d'urine.

(104) On doit les habiller de manière à les mettre à l'abri des grands froids, sans pour cela les charger de flanelle et les emmailloter de la tête aux pieds de vêtements qui ne sont pas sans danger pour eux. Il faut au contraire qu'ils s'habituent à l'intempérie des saisons, afin que les impressions du froid et de la chaleur leur soient moins sensibles. Par un temps froid et humide, dans l'hiver, des sabots sont préférables à toutes les autres chaussures, parce qu'ils tiennent toujours les pieds secs ; c'est le meilleur préservatif des rhumes et des coqueluches.

(105) C'est une bonne habitude de laisser les enfants la tête nue : les cheveux deviennent plus épais, les congestions sanguines de la tête, si fréquentes chez eux, sont plus rares.

Passions chez les enfants.

(106) Il n'est pas rare de voir, dès le plus jeune âge, les passions se développer. La jalousie, la colère se remarqueront facilement et devront être réprimées de suite, doucement, sans coups et sans emportement. On a vu des enfants mourir de jalousie. Il semble qu'un sentiment de justice soit inné chez eux, et qu'ils comprennent les injustices qu'on leur fait. Il importe donc d'agir avec circonspection dans les reproches et les récompenses, dans les caresses et les punitions : les préférences trop marquées les irritent et laissent chez eux une impression triste et indestructible.

(107) L'imagination si active des enfants, jointe à l'impossibilité, pour eux, de distinguer la vérité du mensonge, doivent faire comprendre l'influence fâcheuse que tous ces contes de voleurs et de revenants, qu'on leur débite tous les jours, exercent sur ces caractères à peine formés. Il en est de même des frayeurs qu'on leur fait en leur montrant des dangers imaginaires, en transformant des faits tout naturels en des chimères, dont la cause, inconnue pour eux, les effraie au point de laisser dans leur jeune imagination, et pendant longtemps, une timidité peureuse. De cette timi-

dité excesssive à un caractère faible, il n'y a pas loin.

Leur éducation.

(108) L'éducation du premier âge ne peut être bien faite que par le père et la mère : c'est le cœur qui s'adresse au cœur. C'est par la conduite de ses parents, par l'exemple d'une union intime, par ce qui se passe sous ses yeux, bien plus que par les conseils d'un maître, que se forme le caractère de l'enfant. Curieux, il questionne toujours et veut tout voir et savoir ; pensez à cela, et mettez une grande prudence dans les paroles, une excessive réserve dans les gestes. Aussi, cette première éducation a-t-elle une influence considérable sur son avenir, et particulièrement sur sa santé. S'il voit ses parents en guerre perpétuelle, se jetant des injures réciproquement, il sera froissé dans ses instincts d'amour filial, son caractère s'aigrira, il jugera tout le monde par ce qu'il voit, et il entrera dans la société prévenu défavorablement contre l'humanité tout entière.

(109) L'éducation doit être morale et religieuse : les hommes les plus hostiles à la religion ne peuvent nier son influence salutaire surtout sur les enfants ; ils conviennent que

c'est une barrière qui, sans être infranchissable, arrête souvent l'homme près de commettre un crime. Sans religion et sans morale, point de société. L'enfant sera donc élevé dans la crainte de Dieu, et les parents, comme celui qui les instruit, doivent toujours avoir présente à l'esprit cette maxime : Que pour faire un honnête homme, il faut mettre son jeune esprit à même de distinguer les bonnes et vraies maximes des fausses, le bien d'avec le mal, lui montrer, au bout de tel chemin, la honte, l'infamie, le crime; au bout de tel autre le bien-être, le bonheur et la considération de ses concitoyens.

(110) Si, comme l'a dit M. Charles Dupin, une instruction élevée, créant des désirs et des besoins qu'on ne peut satisfaire, est une cause de malheurs pour beaucoup d'entre nous, on ne peut mettre en doute que l'instruction primaire ne développe notre intelligence et nous mette à même d'apprécier les bienfaits du travail, sous le rapport de la santé et de l'amour de la famille.

(111) C'est de six à sept ans qu'il faut envoyer les enfants à l'école. Aujourd'hui on veut avoir des savants avant qu'ils puissent parler; c'est un tort, car les forces qu'ils dépensent en intelligence, en mémoire, ils en ont besoin pour affermir, pour fortifier leur jeune constitution.

(112) C'est non-seulement un devoir pour les parents, c'est une obligation sacrée à laquelle personne, par une considération d'intérêt ou autre, ne doit chercher à se soustraire. Il ne s'agit pas de savoir ce qu'ils feront, qu'elle carrière ils suivront plus tard ; il faut avant tout les rendre capables de faire preuve d'esprit et de discernement, quel que soit l'état qu'ils choisissent. Quand l'instruction ne leur servirait qu'à les retirer de l'oisiveté et des vices qui en sont la conséquence, ce serait déjà un très-grand avantage. D'ailleurs, chez l'ouvrier aussi bien que chez le grand seigneur, on aime à rencontrer un raisonnement juste, un jugement sain, facultés qui ne peuvent se développer que par l'instruction.

Danger et immoralité des travaux assidus dans les ateliers, pour des enfants et des jeunes filles.

(113) Rien n'est plus funeste à l'enfance que les travaux assidus, dans les lieux encombrés, sombres et privés d'air. Au moment où la constitution se développe, où le tempérament se forme, les parents doivent savoir, qu'en forçant au travail un enfant de dix à douze ans, et dans ces endroits malsains, ils ruinent sa santé à tout jamais, que par leur faute il devient scrofuleux, rabougri, ra-

chitique, toujours malade et malheureux ; il se trouve ainsi déshérité des jouissances que peut espérer tout ouvrier aimant le travail et se portant bien.

Ceux qui y résistent, échappent rarement au funeste contact du travail en commun, on voit là les filles et les garçons travaillant pêle-mêle dans le même atelier : ceci a plus d'importance qu'on ne croit sur la vie. Sous le rapport de la moralité, les parents, au nom de leur honneur et de leur considération, sont en droit de réclamer la séparation complète des sexes dans les ateliers. Réclamée énergiquement aussi par l'hygiène, il faut espérer que cet abus finira par disparaître.

Dans la famille cette séparation a souvent lieu trop tard ; les filles et les garçons ne devraient pas coucher ensemble passé l'âge de six à sept ans.

Lorsqu'il s'agit de protéger l'existence de tant d'enfants, pourquoi les usines, les ateliers, ne seraient-ils pas soumis à des règles, à des inspections sévères, par des personnes désintéressées. La société doit intervenir ; elle doit vouloir que ces enfants, devenus hommes, soient capables de la défendre ; pour cela il faut une surveillance sanitaire, qui ne dépende ni des parents ni du chef d'établissement. L'attention de l'autorité devrait se porter sur une meilleure répartition, pour eux, de la journée de travail. Quatre heures le matin et quatre heures l'après-midi, avec un intervalle d'autant dans le milieu de la journée, aurait l'avantage de les moins fatiguer d'abord et de les faire jouir du soleil et du grand air ; c'est pour cela que le travail des champs leur vaut mieux, pourvu qu'il ne dépasse pas leurs forces.

(114) Le travail en commun des deux sexes est une des causes les plus puissantes d'immoralité. Nous devons donc désirer le moment où il sera possible d'éloigner de ces ateliers les enfants, les jeunes filles et les femmes ; les enfants, pour qu'ils aillent à l'école, les jeunes filles pour les soustraire à ces foyers de corruption et les soumettre de plus près à la surveillance de leurs mères ; les femmes pour qu'elles puissent s'occuper de leur ménage.

CHAPITRE II.

Maladies des enfants. — La dentition. — Le croup. — La petite vérole. — La rougeole. — La coqueluche. — Les convulsions. — Les vers. — Le muguet. — Le millet. — Le carreau. — La gourme.— L'engorgement des glandes ou scrofules.

(115) Dès notre plus jeune âge, nous nous trou-

vons assaillis d'une foule de maladies très-graves, à cause de la faiblesse de nos organes ; il semblerait que le vœu du Créateur a été de nous éprouver par une série de maux, afin que les êtres trop faibles ne soient pas exposés à maudire leur existence. Les plus dangereuses sont : le croup, la variole, appelée communément petite vérole, la rougeole, les convulsions, sans compter la coqueluche, la gourme, les fièvres, les diarrhées, les vers et beaucoup d'autres dérangements ; ces dérangements peuvent occasionner des maux dont il n'est pas facile de reconnaître la cause et qu'une nourriture fade, débilitante, telle que le laitage, les fruits, ne font que développer.

La dentition.

(116) Le moment critique pour les enfants, c'est la dentition. L'apparition des premières dents, époque qui varie de trois à six mois, donne toujours lieu à des modifications profondes, tantôt ce sont des convulsions, tantôt un dévoiement opiniâtre, des fièvres, etc., etc. ; moins de nourriture et un régime rafraîchissant, sont les seules règles à suivre pendant cette période. Les gencives sont parfois tellement dures, qu'on se trouve dans la nécessité de leur faire faire une incision ;

moyen que les parents craignent beaucoup et qu'on peut éviter, jusqu'à un certain point, en leur donnant une racine de guimauve sèche qu'ils tiennent constamment dans leur bouche (1).

Le croup.

(117) Le croup doit être regardé comme l'affection la plus dangereuse pour ces petits êtres, parce que sans avertissement aucun elle les frappe et les emporte en une nuit, malgré leur santé de la veille. Les effets en sont si prompts qu'il est important d'en connaître les symptômes et les premiers soins à donner en attendant l'arrivée du médecin.

C'est presque toujours la nuit que le croup se

---

(1) Dans la première dentition, les dents sortent toujours par groupe de deux à quatre à la fois. — Premier groupe, deux incisives inférieures, vers l'âge de quatre à huit mois. — Deuxième groupe, quatre incisives supérieures de dix à douze mois. — Troisième groupe, quatre molaires et deux incisives latérales inférieures, de dix-sept à dix-huit mois. — Quatrième groupe, quatre canines, vers l'âge de deux ans. — Cinquième groupe, quatre dernières molaires, de trente à trente-deux mois.

manifeste, cette circonstance le rend encore plus dangereux parce que, le plus souvent, on croit avoir affaire à une toux ordinaire et pouvoir attendre au lendemain ; il n'est pas rare, dans ce cas, de voir mourir l'enfant d'une véritable asphixie. Il se présente ordinairement sans qu'aucun signe, excepté une toux légère, l'ait annoncé ; l'enfant est réveillé en sursaut par une toux particulière, suivie de suffocation ; elle s'annonce bruyante, sonore, sifflante, stridente, assez souvent semblable à une respiration haletante et essoufflée, imitant le cri d'un coq ; la respiration devient de plus en plus pénible, la suffocation paraît certaine, le petit malade se lève sur son séant pour respirer, il a les lèvres bleues et le visage complètement décoloré. Lors même qu'on serait indécis sur la nature du mal, il faut de suite faire prendre au petit malade, si le médecin est un peu éloigné, 5 centigram. (un grain) d'émétique, dans deux ou trois cuillerées d'eau tiède ; on en fera prendre une pareille dose un quart d'heure après, s'il ne vomissait pas, puis on mettra quatre à cinq sangsues au cou ; du reste, toutes les fois que le médecin pourra être prévenu à temps, ce sera à lui qu'il appartiendra d'en déterminer le nombre et d'en juger l'opportunité. Ce serait une sage précaution d'avoir toujours chez soi quelques grains d'émétique et même des sangsues. Lorsque le croup se montre dans une localité, il est bien rare qu'il ne frappe pas plusieurs enfants dans l'intervalle de quelques jours ; c'est alors qu'il faut redoubler d'attention. Certains enfants ont une prédisposition à cette affection ; ceux-là l'ont une fois, deux fois par an jusqu'à huit à dix ans.

La petite vérole.

(118) Avant la propagation de la vaccine, la variole, appelée ordinairement petite vérole, décimait des contrées entières, et pourtant la découverte bienfaisante de *Jenner* est, aujourd'hui encore, mise en doute et méconnue de beaucoup de gens de la campagne ; ceux-là cherchent à détourner les personnes plus crédules et plus raisonnables qu'eux de faire vacciner leurs enfants, en leur disant que le vaccin n'empêche pas la petite vérole, qu'il ne fait, au contraire, que rendre l'enfant malade pour longtemps. Ce qui peut donner quelqu'apparence de vérité à ces paroles, c'est un malaise passager qu'il ne faut pas confondre avec les affections qui seraient la suite de la vaccine. Il est très-vrai qu'il survient, dans la première quinzaine, quelques dérangements dans les fonctions, quelques légers accidents inflamma-

toires, de la fièvre, des vomissements même, mais tout cela disparaît au bout de peu de temps. Peut-on comparer ces légers accidents aux résultats toujours si désagréables, quand ils ne sont pas mortels, de cette maladie? Ce qui peut donner des doutes sur l'efficacité de ce moyen de préservation, c'est qu'on a remarqué que l'inoculation du vaccin ne garantissait pas pour toujours. C'est vrai; mais dans ce cas, elle est beaucoup moins forte : il apparaît seulement quelques boutons, qu'on appelle vérole volante. Encore cette nouvelle invasion peut-elle être, d'après les expériences décisives qui ont été faites, tout-à-fait prévenue, au moyen de revaccinations tous les dix ans. Une remarque essentielle est à faire quelques jours après la vaccination. Pour qu'elle exerce une action préservatrice, il faut que le vaccin ait bien pris. Huit jours après, les boutons doivent être larges comme des lentilles et entourés d'un cercle rosé; s'ils ont disparu, le vaccin n'a pas pris.

Les premiers symptômes de cette maladie sont : la fièvre, qui se déclare au milieu d'un malaise général; puis surviennent des vomissements, un assoupissement profond et continuel; l'inflammation devient alors générale, ce qui est facile à deviner à la coloration du visage Il existe toujours parmi les gens de la campagne, sur cette affection, un préjugé qui peut déterminer la mort en quelques jours. Aussitôt que les boutons apparaissent, ils étouffent le malade de couvertures; ils lui font prendre des boissons excitantes et échauffantes, du vin chaud et sucré, pour faire, disent-ils, sortir les boutons. Ils ne savent pas qu'en agissant ainsi ils augmentent le feu qui consume déjà le malade, favorisent les congestions cérébrales, et, dans tous les cas, aggravent la maladie. L'éruption des boutons a lieu du deuxième au quatrième jour. Si cette éruption est successive, c'est-à-dire si les boutons sortent lentement, petit à petit, il est rare que la petite vérole soit dangereuse; il suffit alors de quelques soins. Mais si, au contraire, les pustules se montrent toutes à la fois sur une partie du corps, si cette éruption violente s'accompagne de douleurs de tête, il arrive des complications toujours graves, le plus souvent la mort. On peut voir, d'après cet aperçu, que la présence du médecin est indispensable, dans les premiers jours, pour arrêter les accidents dangereux qui pourraient survenir, et que quelques jours de retard rendraient mortels.

Dès les premiers signes de malaise, et sans qu'il soit besoin d'attendre la confirmation de la maladie, il faut mettre le malade à une diète rigoureuse et lui donner des tisanes émollientes de fleurs ou de racine de guimauve, ou de la pariétaire, sucrées avec le sirop de limons ou de groseilles. Plus tard, si l'éruption n'avance pas, on donnera une infusion de feuilles ou de fleurs de bourrache.

La petite vérole est épidémique et contagieuse; elle atteint beaucoup plus souvent les enfants et les adolescents que la personnes âgées ou dans la force de l'âge.

La rougeole.

(119) La rougeole, bien moins dangereuse que la petite vérole, demande les mêmes soins; elle se termine presque toujours heureusement. C'est une affection épidémique et inflammatoire. Elle débute par un rhume de cerveau et un enchiffrenement très-fort, une toux accompagnée de larmoiement et quelquefois des hémorrhagies nasales; puis des petites taches rouges apparaissent; elles commencent distinctes, ensuite elles se réunissent et forment des plaques. La courbature, ou pour mieux dire les douleurs que l'enfant accuse dans les bras, dans les jambes, peut être considérée comme le signe le plus certain de son apparition, surtout lorsqu'elle est accompagnée d'éternuement. Cette maladie n'offre de gravité que

lorsqu'il survient des complications et que les boutons disparaissent subitement en laissant beaucoup de fièvre et d'oppression. Quoique particulière à l'enfance, cette maladie peut, comme la petite vérole, atteindre également les grandes personnes.

La coqueluche.

(120) La coqueluche, quoique n'offrant aucun danger, ne laisse pas que d'incommoder beaucoup les enfants, parce que les contractions continuelles de l'estomac, occasionnées par les quintes de toux, forcent les aliments à remonter aussitôt qu'ils sont avalés. Elle est épidémique et contagieuse ; une fois entrée dans une maison, il est bien rare que tous les enfants n'en soient pas atteints. Elle commence par une toux sèche, et qui revient par quintes à des époques plus ou moins éloignées. Au bout de quelques jours, la toux devient plus fréquente et plus saccadée : pendant ces quintes, l'enfant est menacé de suffocation ; ses membres se contractent, il s'accroche, pour se soutenir, à ce qu'il rencontre sous sa main. A cette toux toute particulière et à ces vomissements réitérés, on reconnaîtra facilement la coqueluche. Dès le début, il convient de faire vomir l'enfant ;

si ce moyen ne réussit pas, elle peut durer cinq à
six mois. Dans ce cas, le seul remède efficace est
de les changer d'air en les envoyant, quand cela
est possible, dans une contrée voisine. Pour tâcher
d'arrêter la toux pendant la nuit, il faut ne donner
à l'enfant, en le couchant, qu'un peu de lait.

Les convulsions.

(121) Les convulsions des enfants sont causées
le plus ordinairement par la dentition, par les
vers, plus souvent qu'on ne pense par le mauvais
lait qu'ils sucent. On explique cette disposition
commune chez les enfants en disant que cette
maladie, ayant son siége dans le système nerveux,
est plus fréquente dans l'enfance, où il est très-
développé; ce qu'il y a de certain, c'est que les
garçons y sont plus sujets que les filles. Les convulsions ont quelque chose d'effrayant et ne peuvent être vues de sang-froid : le petit malade se
raidit, pousse quelques petits cris, ses yeux se
tournent, ses dents se serrent, la face se décolore;
il sort parfois de la bave par la bouche. Cet état
dure plus ou moins longtemps, de cinq à quinze
minutes. La crise terminée, l'enfant est comme
anéanti, il n'a plus de force, il se laisse aller, il
est triste, le sommeil l'accable. Très-fortes et sou-

vent répétées, elles laissent après elles des infirmités : on voit, soit des membres contournés, soit
un dérangement dans le regard. Si elles se renouvellent souvent, on devra mettre une ou deux
sangsues à la saignée de chaque bras ou à la cheville des pieds, ou encore cinq à six sur la poitrine, selon la force de l'enfant. Si on présume
qu'elles sont occasionnées par les vers, on leur
fera prendre des vermifuges.

Les vers.

(122) Les vers, beaucoup plus nombreux dans
l'enfance que plus tard, sont la cause de maladies
graves dans le jeune âge. Leur multiplication et
leur développement sont attribués à la mauvaise
nourriture, aux fruits verts, aux légumes, au lait ;
le tempéramment faible y prédispose également.
Les gros vers ou lombrics sont les plus communs ;
ils sont longs, effilés aux extrémités ; la tête est
plus mince que la queue ; ils sont de couleur rose
plus ou moins foncée et longs de six à douze
pouces. Les petits vers blancs ou ascarides ver-
miculaires, très-fins, blancs, et longs à peine de
deux à six lignes, gênent beaucoup les enfants.
Ils séjournent au fondement, au pourtour de l'a-
nus et déterminent des démangeaisons insuppor-

tables et très-vives. Ces petits vers sont aussi plus
fréquents dans l'enfance; un peu d'onguent mercuriel simple, en frictions, joint à quelques lavements,
avec l'absinthe marine, les fait disparaître. Il y a
encore le ver solitaire, ver plat comme un ruban
et composé d'anneaux, avec une tête terminée en
pointe. Celui-ci ne se voit guère que chez les
grandes personnes; c'est le plus dangereux et le
plus difficile à chasser. Pour les autres, les signes
sont peu sûrs, et il est toujours difficile de reconnaître leur présence dans les intestins, à moins
qu'on en remarque dans les selles. Le dégoût ou
l'appétit vorace, les hoquets, la démangeaison du
nez, les yeux ternes, cernés, sont des signes peu
sûrs. La pâleur du teint, l'amaigrissement, malgré
un bon appétit, sont des indices plus certains.
Dans tous les cas, comme les vermifuges ne présentent, en général, aucun danger, dans le doute
on peut leur en faire prendre.

Le muguet.

(123) Le muguet est une inflammation de la
bouche, du gosier et même de l'estomac, sous la
forme de fausses membranes; c'est une maladie
particulière aux enfants à la mamelle. Cette affection, toujours grave et quelquefois mortelle, s'an-

nonce ordinairement par un dévoiement, par la
pâleur du visage et par la fièvre Au bout de trois
ou quatre jours la langue se tuméfie, devient rouge,
ainsi que l'arrière-bouche ; puis les premiers grains
du muguet se font voir sur la langue ; ces points
se multiplient et se réunissent en plaques blanches,
couenneuses, qui rendent un pus blanc comme du
lait. Enfin, si aucun soulagement n'est apporté au
petit malade, à l'agitation succède l'insensibilité,
à la chaleur le refroidissement, et la mort arrive
très-promptement. Dans le commencement, les dé-
coctions de racine de guimauve ou de graine de
lin sont utiles. Si les boutons augmentent, la présence du médecin est nécessaire.

Le millet.

(124) Les aphthes ou millet ne peuvent être
confondus avec le muguet. Dans le millet, il se
forme bien des petits points vésiculeux, mais
point de couennes, et au lieu d'un pus blanchâtre,
il en sort de l'eau mêlée de sang, qui sèche et
forme des croûtes brunâtres. Dans la plupart des
cas, il suffit de toucher ces boutons avec un peu
de miel rosat. Lorsque les plaies persistent, on
ajoute au miel rosat quelques gouttes d'acide mu-
riatique.

Le carreau.

Le carreau, qu'on reconnaîtra assez facilement à la grosseur et à la dureté du ventre, vient de l'engorgement des ganglions, qui se montrent sous la forme de tumeurs. Lorsque la maladie est ancienne, ces tumeurs sont arrondies et de la grosseur d'un œuf de pigeon. Les enfants atteints de cette maladie sont toujours échauffés, et de temps en temps le dévoiement alterne avec une constipation opiniâtre; ils toussent fréquemment et sont souvent altérés. Les enfants scrofuleux ou issus de parents scrofuleux y sont plus sujets, surtout si la nourriture est mauvaise et si les soins manquent. Cette affection, quoique grave, peut guérir, pourvu que le médecin soit consulté aussitôt que l'on s'apercevra de la dureté et de la grosseur inaccoutumée du ventre.

Scrofules.

(125) Chez beaucoup d'enfants et d'adolescents, l'engorgement des glandes lymphatiques détermine des grosseurs au cou et derrière les oreilles. Les tempéraments faibles et lymphatiques sont précisément ceux qui contractent le plus facilement

ces inflammations. La grande quantité d'humeurs qui s'amasse dans ces endroits s'altère et devient une cause de maladie grave. Au lieu de chercher à arrêter l'écoulement lorsque la suppuration a été établie, soit naturellement, soit par incision, il faut le provoquer, au contraire, et empêcher les plaies de se fermer trop vite. La nourriture mauvaise et insuffisante, l'action du froid humide, le manque de soleil, sont les causes prédisposantes de cette affection, qui est toujours grave. Les dépuratifs, les toniques surtout (sirop ou vin anti-scorbutique, sirop ou vin de quinquina), produisent de bons effets, en exerçant sur toutes les fonctions organiques une action de vigueur bienfaisante.

La gourme.

(126) Chez la plupart des enfants, un écoulement considérable d'humeurs, qu'on désigne sous le nom de gourme, a lieu pendant assez longtemps. C'est une éruption de boutons d'un blanc jaunâtre, qui se réunissent et qui forment une croûte épaisse, écailleuse; ces croûtes tombent seules ou par la main de l'enfant; puis il s'en forme de nouvelles. C'est presque toujours à la figure ou aux oreilles que se portent ces éruptions, qui n'ont rien d'inquiétant, et qu'il ne faut pas même cher-

cher à faire sécher. Cet écoulement d'humeurs peut être regardé comme salutaire, surtout chez les enfants gras et mangeant beaucoup.

CHAPITRE III.

De l'adolescence.

(127) Jusqu'à huit ou dix ans, les enfants vivent ensemble, des mêmes impressions, des mêmes jeux et sont sujets aux mêmes indispositions. A ce moment, ils se préparent aux transformations que la puberté va apporter chez eux, époque qui varie de douze à quatorze ans pour les filles, de quatorze à seize ans pour les garçons. C'est en entrant dans l'adolescence, âge heureux, qu'on a appelé avec vérité le printemps de la vie, que les attributs particuliers à chaque sexe se montrent, que les organes se développent, que les caractères se reconnaissent. Au jeune homme les mouvements brusques, les allures décidées, les traits forts et caractérisés, et puis la barbe, signe de sa force à venir ; alors ses goûts, ses habitudes, sont en opposition avec ceux de la jeune fille ; il est plus audacieux, plus entreprenant.

A la jeune fille qui, dans l'enfance, était babillarde, hardie, autant et même plus que le petit garçon, la réserve, la timidité, la sensibilité exquise, la douceur caressante. On remarque sur sa figure cette expression de candeur qui suffit pour éloigner toute mauvaise pensée ; elle ne parle plus sans rougir ni sans baisser les yeux.

Cette différence de mœurs, d'organisation et par suite de maladies particulières à chaque sexe, exige une règle de conduite différente, un régime et des précautions à part.

PARAGRAPHE PREMIER.

Du jeune garçon. — Nécessité d'une bonne nourriture dans l'adolescence. — Avantages de l'exercice et du sommeil à cet âge. — Les douleurs dans la vieillesse sont souvent la suite des bravades de la jeunesse.— Manque de prévoyance du jeune homme et danger de son abandon. — La plus dangereuse des habitudes parmi celles qu'il peut contracter. — Le choix d'un état, son influence sur la santé.

Nécessité d'une bonne nourriture dans l'adolescence.

(128) L'accroissement et le développement des

forces de l'adolescent donnent une activité extraordinaire aux organes digestifs, ainsi qu'à toutes les autres fonctions. Pour que cette activité soit productive, il faut une nourriture en rapport avec ses besoins. Une nourriture insuffisante, particulièrement dans l'enfance et l'adolescence, c'est l'amaigrissement d'abord, c'est ensuite la destruction de l'organisme, c'est la mort dans un temps plus ou moins long.

Le régime animal forme sans contredit l'alimentation tonique et réparatrice par excellence : la bonne viande contient moitié plus de matières nutritive que le laitage et les végétaux. On croit, à tort, qu'elle fatigue l'estomac et provoque des indigestions; c'est une erreur. Il n'y a que des cas assez rares où le régime végétal doive lui être préféré; mais alors il ne faut pas faire un usage habituel des légumes, parce qu'ils diminuent la force de nutrition, et qu'ils finissent par donner au corps une constitution faible et molle.

(129) Pour l'adolescent comme pour l'homme occupé à de rudes travaux, la viande doit être la base de la nourriture. Si les moyens du ménage ne permettent pas d'en manger deux fois par jour, il faut au moins que le principal repas soit gras. Lorsqu'on est bien portant, il ne faut pas trop s'attacher au choix de la viande; toutes sont

nourrissantes, pourvu qu'elles soient de bonne qualité.

(130) Le vin, le cidre, toutes les boissons fermentées, ne sont point indispensables à cet âge ; la bonne eau vaut mieux pour eux que les liqueurs fortes : rien n'est plus funeste aux jeunes tempéraments que l'eau-de-vie ; c'est pour eux un véritable poison.

Avantages de l'exercice et du sommeil à cet âge.

(131) Pour les enfants et pour les adolescents, plus qu'à tout autre âge, l'exercice est un besoin, une nécessité. Il augmente l'appétit, active et favorise l'assimilation des substances alimentaires. Au moyen de l'exercice, les membres prennent de la force et de la vigueur.

(132) L'ouvrier des villes, surtout celui qui travaille enfermé, ne doit pas passer le dimanche de la même manière que l'ouvrier des campagnes. Ce dernier voit arriver le jour du repos avec plaisir pour se reposer ou s'amuser ; seulement, au lieu d'aller au cabaret, où il fatigue son estomac, il ferait mieux de lire de bons livres, il en retirerait plus de contentement et plus de profit. Le premier, au contraire, doit profiter de sa liberté pour courir les champs, respirer l'air vif et pur

dont il a été privé toute une semaine, heureux s'il a pu échapper à la fréquentation pernicieuse des cafés ou d'autres lieux plus funestes encore. Comprend-on le jeune homme travaillant pendant six jours enfermé, et qui, le septième, au lieu d'aller au grand air, va s'enfermer de nouveau et passer sa journée dans un lieu plus mauvais encore que celui qu'il vient de quitter ?

(133) Ce n'est même pas assez d'un jour au grand air sur sept : les jeunes gens qui travaillent dans les ateliers, souvent peu aérés, ne devraient pas se coucher sans faire une heure de promenade en été, ou une marche forcée en hiver ; ils reposeraient beaucoup mieux la nuit ; rien ne prédispose mieux au sommeil qu'une course forcée de quelques minutes avant de se mettre au lit.

(134) Il n'y a que quelques cas très-rares, où l'exercice peut être nuisible : s'il est trop violent, pris en sortant de table, lorsqu'on n'y est pas habitué ; s'il est trop prolongé, lorsqu'on n'est pas bien portant ; dans ces deux cas, il trouble la digestion, en exerçant des compressions sur l'estomac. C'est surtout en temps d'épidémie que les travaux trop fatigants sont à craindre.

(135) Après l'exercice, le repos. Si les jeunes gens ont besoin d'exercice, ils ont aussi besoin de repos pour réparer leurs forces ; laissez-les dormir

assez longtemps : le sommeil calme et complet est, ainsi qu'on l'a dit, le plus puissant moyen de restauration et de conservation de la vie ; il la régénère en lui donnant une nouvelle force ; il rétablit l'équilibre quelquefois dérangé de nos organes. Si la perte du sommeil est dangereuse pour la santé, le sommeil trop prolongé a aussi ses inconvénients : il produit l'excès d'embonpoint, l'engourdissement des facultés ; il rend paresseux et triste.

(136) Le sommeil du jour ne peut remplacer celui de la nuit, l'expérience vient tous les jours confirmer ce fait. Cependant, dans l'été, où les nuits sont courtes et les jours longs et chauds, l'habitude de se reposer une heure, après dîner, ne peut être mauvaise, comme on l'a dit. Ce qui pourrait le faire croire, c'est qu'en se réveillant, on est mal à l'aise dans le premier moment, les membres sont allourdis, on éprouve un sentiment de pesanteur par tout le corps ; mais au bout d'un quart-d'heure, tout cela disparaît, le travail est repris avec une nouvelle activité, et ce léger sommeil suffit pour réparer la fatigue occasionnée par une chaleur énervante. Il faut avoir soin, toutefois, de ne pas dormir sur la terre humide, ni sous les grands arbres.

(137) Tout exercice qui donne du mouvement

à toutes les parties du corps doit être préféré. La paume, ou jeu de balle, présente sous ce rapport de grands avantages : les bras sont continuellement agités, tandis que les jambes avancent ou reculent toujours. Mais, trop fatigant, il est abandonné par les jeunes gens de la campagne, qui ne peuvent reprendre sans peine, après cet exercice, leur travail laborieux du lundi. Quoiqu'il en soit, ce serait encore le meilleur exercice pour celui qui se livre à un travail sédentaire. La course, si elle n'était trop fatigante, offrirait plus d'avantages que la marche, parce que les bras suivent avec la même vitesse le mouvement des jambes, et que les muscles sont fortement contractés ; elle accélère la respiration et la circulation ; elle donne de la chaleur et procure à toute l'économie des secousses utiles.

(138) La danse n'a conservé ses allures primitives qu'aux fêtes villageoises ; là, seulement, elle peut être de quelque utilité comme exercice, car ce n'est pas pendant la nuit, où le corps réclame le repos, ce n'est pas dans des appartements encombrés, pleins de poussière et de mauvais air, ce n'est pas avec des toilettes qui vous étouffent, ce n'est pas, enfin, en paradant et en marchant que l'on peut attendre quelque chose d'utile à la santé.

(139) La chasse, le saut et la lutte sont trop

dangereux. Il ne se passe pas de jour, dans les premiers temps de l'ouverture de la chasse, sans que les journaux n'annoncent de nombreux accidents, tantôt par inexpérience, tantôt par imprudence, quelquefois par hasard, car un chien, une branche peuvent faire lâcher la détente du fusil. On ne devrait pas délivrer de port d'armes aux jeunes gens avant vingt ans.

Le saut détermine quelquefois des accidents graves. Un enfant faible, prédisposé aux maladies de cœur ou de poitrine, en éprouverait de fâcheux effets ; il peut occasionner la rupture, soit d'un membre, soit d'un organe essentiel à la vie, si, surtout, on ne prend pas la précaution de fléchir les jambes en tombant.

La lutte, ainsi que tous ces tours de force où le plus faible veut égaler le plus fort, est la cause de semblables accidents.

Les douleurs dans la vieillesse sont souvent la suite des imprudences de la jeunesse.

(140) C'est à cette époque de la vie qu'on est le moins impressionnable aux changements de température. Les jeunes gens bravent le froid surtout avec une apparente impunité. Cette heureuse disposition, qui annonce une constitution vigoureuse, s'explique par la chaleur du sang qui cir-

cule avec force du cœur aux extrêmités. Cependant, ils ne peuvent sans danger braver l'humidité et le passage brusque du chaud au froid; s'ils ne s'en aperçoivent pas sur le moment, plus tard ils s'en ressentiront : les douleurs, les rhumatismes, et des affections plus graves, dans un âge avancé, n'ont pas d'autres causes. Je crois devoir signaler ici une coutume qui n'est pas sans danger, et qui se pratique dans quelques contrées. Dans les mois de septembre, octobre et novembre, les bœufs, vaches et chevaux sont conduits le soir dans les prairies pour y passer la nuit, et, pour les garder, on envoie des enfants de douze à quinze ans, qui couchent par terre, sans autre abri qu'un peu de paille ; et c'est dans un pays qui se prétend le plus civilisé que s'accomplissent ces barbaries. Aussi voit-on dans ces contrées des enfants infirmes, rongés de douleurs, quelquefois sourds, d'autres fois aveugles, et cela, au moment où ils entrent à peine dans la vie.

Manque de prévoyance des jeunes gens et danger de leur abandon.

(141) Quoique l'âge de la puberté soit moins à craindre pour le jeune garçon que pour la jeune fille, sous le rapport des changements et des per-

turbations qu'il amène à cette époque, il faut se garder de l'abandonner à lui-même. Malheureusement il n'en est pas ainsi : à peine est-il sorti de l'enfance, on l'abandonne, comme s'il avait l'expérience et la force de l'homme. On doit savoir cependant que c'est le moment où il a le plus besoin d'être soutenu par une main ferme, qui lui montre son devoir, qui le dirige à travers les écueils où, livré à lui-même, il perd pour toujours sa santé, entraîné qu'il est par ses passions naissantes et ses impressions généreuses. Se confiant dans une jeunesse vigoureuse, il néglige les plus simples précautions dans ses plaisirs comme dans ses travaux.

(142) Il manque au jeune homme la réflexion et la prévoyance ; entraîné par la fougue et l'ardeur particulières à cet âge, il s'expose à des dangers dont il n'examine pas de sang-froid la gravité, il abuse de sa force en levant des fardeaux trop lourd, en se livrant à des travaux trop pénibles pour sa jeunesse, ou bien encore en se prenant corps à corps avec un camarade, et luttant jusqu'au dernier moment sans vouloir céder, quoique plus faible, parce que son amour-propre y est engagé. Ces exercices, ainsi que beaucoup d'autres, véritables tours de force, finissent presque toujours mal. Il en résulte souvent des accidents, soit des fractures, soit des hernies ou ef-

forts, infirmité très-désagréable, et qu'à cet âge on garde toute sa vie.

(143) S'il est abandonné à lui-même, et c'est ce qui arrive presque toujours dans les villes, le jeune homme se laisse facilement entraîner au vice. Quoique mis en garde, par l'exemple, contre les séductions de toutes sortes, il est assez rare qu'il les évite une fois séparé de ses parents. Qu'il fuie surtout la société de ces hommes sans honte comme sans honneur qui, sous le prétexte de vous initier aux plaisirs de la vie, vous enseignent des principes faux, odieux, contraires à la morale, qui vous conduisent plus tard, si on n'a pas la force de les maîtriser, à la dégradation et souvent au crime.

(144) Ces conseils, d'autant plus perfides qu'ils s'adressent à des jeunes gens sans expérience et qu'ils flattent leurs passions naissantes, sont donnés ordinairement par de vieux garçons qui ont usé et abusé de toutes choses, et qui, pour se donner un air d'importance, croient avoir le droit de faire ce qu'ils appellent votre éducation, éducation de jeu, d'estaminet, et pour la terminer dignement, ils vous poussent dans ces lieux infâmes de débauche, où celui qui possède quelque respect de lui-même n'ose entrer qu'en se cachant. De toutes ces épreuves, la santé sort ruinée, et la

vie n'est plus qu'une suite de douleurs et de remords.

La plus dangereuse des habitudes, parmi celles que l'adolescent peut contracter.

(145) Au nombre des mauvaises habitudes que
les enfants et les jeunes gens peuvent contracter,
la plus dangereuse, celle qui exerce la plus
funeste influence sur la santé, est, sans contredit, l'abus secret de soi-même. Ce vice honteux,
satisfaisant des désirs prématurés et devançant la
nature, est d'autant plus difficile à détruire qu'il
n'exige ni témoins ni complices. Quelques mots
suffiront pour le caractériser et le flétrir : désirs
incessants ; aussitôt satisfaits, ils commandent
avec un nouvel empire, ne vous laissent aucun
repos, vous poursuivent le jour, la nuit, seul
comme en compagnie ; car la société même ne
peut vous distraire de cette passion impérieuse ;
il faut s'enfuir à l'écart pour satisfaire ce hideux
besoin. Arrivée à ce point, l'habitude de la mas-
turbation s'annonce par un caractère mélancolique
et triste, par un état de langueur, de faiblesse, la
figure pâle et parfois couverte de boutons, plus
tard, la perte de la mémoire, l'amaigrissement et
la mort. Ces plaisirs secrets, ne s'exerçant que

dans la solitude , nous rendent menteurs, hypo-
crites, , dissimulés et haineux.

(146) Qu'il réfléchisse donc, le jeune homme
qui se livre à de pareilles manœuvres ; il a devant
lui, s'il suit ce mauvais penchant, une vieillesse
précoce, une décrépitude prématurée et la mort à
vingt ans. Ce n'est que par une volonté soutenue
et énergique qu'il pourra s'affranchir de cette passion contre nature, et il réussira souvent, s'il est
aidé dans cette tâche par des réflexions constantes
sur le sort qui l'attend. S'il échoue, le mariage,
donnant à ses sens une satisfaction légitime, pourra
l'en détourner. Ce vice est commun aux deux
sexes, et nos observations s'adressent à l'un comme
à l'autre.

(147) Pour prévenir cet abus, les parents devront surveiller leurs enfants et ceux qui les entourent ; car il n'est pas rare d'en voir de sept à
huit ans déjà corrompus par des domestiques ou
des personnes travaillant avec eux; les chefs d'a-
teliers, et tous ceux qui sont chargés de diriger
l'enfance, devront également y veiller avec sévé-
rité.

Le choix d'un état, son influence sur la santé.

(148) Le choix d'un état a trop d'importance

dans la vie pour que cette détermination n'influe pas en bien ou en mal sur la santé. La première chose contre laquelle le jeune homme doive se mettre en garde, c'est la présomption ; c'est l'opinion trop avantageuse qu'il a de lui-même, défaut de modestie qui le fait mépriser avec raison ; ce défaut est, du reste, un signe presque certain de médiocrité. Cette présomption, ces rêves de jeunesse qui nous voient dans l'avenir maréchal de France, peuvent faire le malheur de la vie entière.

(149) Il n'est pas donné à tous les hommes de laisser une renommée éclatante. Et, d'ailleurs, sait-on toujours à quel prix cette renommée a été acquise ? Le cultivateur dans ses champs, l'ouvrier dans son atelier n'est-il pas plus tranquille et même plus heureux, lorsqu'il a la santé, que l'ambitieux insatiable de richesses et d'honneurs, qui monte, monte n'importe à quel prix, et finit par tomber dans le mépris. C'est le châtiment réservé à celui qui, non content de son sort, cherche le bonheur dans l'opulence. « *Soyez maçon, si c'est votre métier, ouvrier en votre art nécessaire.* » Mais cette vieille et sage maxime est trop rarement suivie. Nous ne prétendons pas que chacun sera dans l'obligation de suivre la carrière de son père, seulement nous disons qu'il vaut mieux être bon

ouvrier que mauvais avocat, qu'il vaut mieux ambitionner l'aisance modeste et l'estime de ses concitoyens que le faste et les honneurs. Tristes richesses que beaucoup de consciences ne voudraient pas payer le prix qu'elles ont coûté !

(150) On est souvent trop jeune lorsque l'on veut, ou plutôt lorsque l'on doit choisir un état. On se laisse entraîner par des conseils, par des apparences flatteuses. Ne dites pas : « Essayons toujours ; » en multipliant ces essais divers, vous perdez et votre temps, et le goût du travail.

(151) Après de mûres réflexions, une fois bien fixé, entrez dans la carrière de votre choix, mais alors avec une persévérance inébranlable, avec le ferme désir d'arriver quand même, en dépit des ennuis inévitables de tout apprentissage.

(152) Êtes-vous indécis, sans goût prononcé pour tel ou tel état? Restez cultivateur, si votre père est cultivateur ; là, du moins, vous aurez la liberté et vous jouirez de la tranquillité paisible de la campagne. Si votre père est ouvrier, soyez ouvrier ; honnête et laborieux vous n'en serez pas moins estimé.

(153) Les parents ont aussi le tort, tout en croyant bien faire, d'imposer, en quelque sorte, à leur enfant trop jeune, et sans tenir compte de ses préférences, une profession selon leurs goûts, à

eux. Qu'arrive-il souvent ? L'enfant travaille à
contre-cœur et quitte sa profession, ou bien l'iso-
lement et l'éloignement de sa famille le rendent
malade, comme le prouve le fait suivant : Au milieu de ses classes, un enfant, à peine âgé de quatorze ans, fut rappelé par ses parents, soit qu'ils
n'eussent pas bien calculé les dépenses toujours considérables qu'entraîne le séjour de plusieurs années dans un collége, soit par d'autres considérations. Ils l'envoyèrent à Paris, en lui disant : nous
t'avons choisi un bon état. Il part sans rien dire,
tout attristé, néanmoins, de cette brusque séparation ; mais éloigné, cette tristesse augmente encore ; sans parents, sans connaissances, il s'abandonne à la mélancolie ; il ne pense qu'à ses
parents, qu'à leurs caresses ; il pleure, sans jamais
vouloir avouer ce qui le rend triste. Il n'a qu'une
idée fixe : son village ; qu'un désir : y retourner ;
en un mot, il a la maladie du pays. Le médecin
ayant reconnu dans cette maladie lente et triste, la
nostalgie, lui conseilla l'air natal, sans quoi il serait mort de chagrin.

PARAGRAPHE SECOND.

DE LA JEUNE FILLE. — Soins et prévenances dont la

jeune fille doit être entourée au moment où elle va
se former. — Maladies de la jeune fille. — Causes
de ces maladies — Les travaux trop rudes ou trop
sédentaires ne conviennent pas à la jeune fille. —
Fausse éducation des jeunes filles.

Soins et prévenances dont la jeune fille doit être entourée au moment où elle va se former.

(154) Lorsque la jeune fille va devenir pubère,
c'est-à-dire au moment où va se développer l'attribut principal indiquant son aptitude à la reproduction, il s'opère un changement dans son organisation, dans ses habitudes et dans ses mœurs.
Elle éprouve dans tout son être une sensation
nouvelle, un désir inconnu, qui l'appellent vers
une nouvelle vie, où elle n'entrevoit que du
bonheur.

La moralité des parents exerce une heureuse
influence, à l'époque où ces dispositions peuvent
amener les explosions d'un amour enthousiaste,
parfois désordonné. Bien dirigées, ces premières
manifestations sont conformes au vœu de la nature ; elles ne sont condamnées ni par la morale,
ni par la religion.

(155) A douze ou treize ans, la jeune enfant se
ressent déjà du changement qui va s'opérer en

elle, tout son être est profondément ébranlé; surtout si elle est faible et délicate; son teint sera pâle et décoloré, ses yeux seront cernés et languissants; elle éprouvera du dégoût; sans raison, elle préférera la nourriture la plus indigeste. Il faut, dans ce cas, aider la nature et combattre cette faiblesse par des aliments toniques, et éviter les crudités, la salade, les fruits, etc., etc. Robuste et d'un tempérament sanguin, elle s'en ressentira moins, elle aura des étourdissements, des bouffées de chaleur à la figure; mais ce travail s'accomplira chez elle sans autres dérangements.

(156) L'approche de la puberté rend ordinairement le caractère de la jeune fille, indocile, bizarre; il ne faut attribuer ce changement qu'au malaise qu'elle éprouve; dans ce cas, au lieu d'agir avec aigreur, il convient de la ramener doucement. Le premier écoulement, qui n'est pas sans danger quand elle néglige les plus simples précautions, s'établit le plus communément de quatorze à seize ans dans nos pays. La mère doit veiller constamment à ce que cette première menstruation ait lieu sans trouble et dans la plus grande tranquillité d'esprit possible; le plus petit écart dans ses habitudes, le froid, l'humidité, les pieds ou les mains trempés dans l'eau froide, peuvent arrêter immédiatement l'écoulement sanguin. Cette sup-

pression a lieu pour un temps plus ou moins long, quelquefois deux ou trois ans, et laisse la jeune fille dans un état de langueur et de tristesse insurmontables, jusqu'à ce que les règles se rétablissent et prennent leur cours régulier.

Maladies particulières à la jeune fille.

(157) La suppression, dont les pâles couleurs sont assez souvent la suite, est la cause, chez la jeune fille et même chez la femme, de maladies longues et insupportables. On confond ordinairement la suppression avec la chlorose, maladie caractérisée également par la décoloration, la pâleur de la peau ; ces deux affections sont désignées vulgairement par le nom significatif de pâles couleurs ou jaunisse ; elles marchent souvent ensemble, quoique ne venant pas de la même cause, car les hommes aussi peuvent avoir la chlorose : ce qui contribue à amener la confusion, c'est que les signes apparents sont à-peu-près les mêmes.

(158) Encore une fois, prenez les plus grandes précautions dans le moment critique ; sachez que le plus petit écart de régime est souvent payé cher. Gardez-vous de l'eau froide ; évitez l'humidité, les impressions de toutes sortes, la frayeur comme la trop grande joie, en un mot, toutes les

sensations vives. Que les mères ou maîtresses de maison suppléent à l'inexpérience de la jeune fille, qu'elles les préviennent et les avertissent du danger : qu'elles les questionnent sur la nature et la cause de ces malaises. A toute autre personne, la pudeur, la timidité, l'empêcheront de répondre.

(159) De toutes les maladies, ce sont les plus insupportables pour les jeunes filles, surtout pour celles qui sont obligées de travailler, elles ne peuvent monter, ni même marcher, elles sont sans courage, d'une tristesse invincible ; le regard éteint et languissant.

Causes de ces maladies.

(160) Ces maladies sont fréquentes maintenant à la campagne et surtout parmi les domestiques qui servent à la ville : deux causes principales contribuent puissamment à les multiplier chez ces jeunes filles, d'abord elles y sont plus exposées par la nature de leurs occupations, par le changement d'habitudes et le séjour des villes, si différents de celui des campagnes où elles ont été élevées. Ensuite, elles ne prennent aucune des précautions indispensables dans certains moments, Elles se lavent à l'eau froide, elles se mettent les pieds et les mains dans l'eau, pour laver la lessive, pour faire rouir le lin ou le chanvre ; en agis-

20*

sant ainsi, l'écoulement s'arrête et des maladies longues et graves en sont la conséquence.

(161) D'un autre côté, il est évident que, pour les pâles couleurs, les tempéraments délicats, l'état de faiblesse de tout l'organisme sont des causes prédisposantes; si, à cette mauvaise constitution, se joint une nourriture grossière, le défaut d'exercice ou un travail par trop fatigant, des affections morales tristes, des impressions et des désirs qu'elles ne peuvent satisfaire ou qu'elles cherchent à satisfaire par des moyens condamnés par la morale, la maladie devient inévitable. Cet état peut durer plusieurs mois et devenir très-dangereux quand il survient des complications : beaucoup de maladies de poitrine proviennent de la négligence qu'on apporte à soigner ces affections.

(162) A ces maladies, il faut imposer une nourriture fortifiante et cela, malgré leurs goûts qui les portent à manger des choses tout-à-fait contraires à leur position ; du bouillon gras, de la viande, un peu de vin, voilà la nourriture qui leur convient.

Les travaux trop rudes ou trop sédentaires ne conviennent pas à la jeune fille.

(163) L'organisation de la femme, son tempé-

rament nerveux, l'oblige à se soumettre à un régime de vie quelquefois sédentaire, à des règles
qui changent avec son âge. D'un autre côté, sa
constitution faible ordinairement, les divers changements qu'elle éprouve, les révolutions men-
suelles, la grossesse, l'allaitement, lui défendent
de se livrer à des travaux exigeant de la force et
ne pouvant se faire qu'au froid, à la chaleur ou à
la pluie. On voit cependant dans les vignobles
beaucoup de femmes piocher la terre et porter la
hotte; quoiqu'elles ne paraissent pas en souffrir,
ces travaux ne sont pas faits pour elles, pour la
jeune fille surtout; car si, par habitude, elle s'y
soumet sans danger, ce sera toujours aux dépens
de ses formes, de ses grâces et de sa fraîcheur.
Dans les villes, l'occupation des filles n'est pas en
rapport avec leurs besoins; c'est le contraire ici,
elles ne prennent pas assez d'exercice; la plupart
occupées à des travaux d'aiguille sont assises
constamment, d'autres sont exposées tout le jour
à la chaleur des fourneaux; dans les villes manufacturières, leur vie se passe à dévider, à éplu-
cher le coton, la laine, etc., etc.

(164) Il serait possible d'éviter en partie l'inconvénient de ces professions, en prenant un
exercice modéré et au grand air, tous les jours
pendant deux ou trois heures : le jardinage, la

promenade, les occupations du ménage, sont des exercices suffisants pour la femme.

(165) Que les lingères, les couturières, repasseuses, faibles de poitrine, n'hésitent pas à quitter leur état, si à une toux persistante, viennent se joindre les palpitations de cœur et les pâles couleurs.

Fausse éducation des jeunes filles.

(166) Bon nombre de filles en se mariant ignorent complètement ce que c'est que la tenue d'une maison ; tous les mille détails leur en sont étrangers, de façon que le lendemain des noces elles sont dans l'impossibilité de faire ou de faire faire la moindre chose. C'est surtout dans la classe bourgeoise que cela se voit fréquemment : on fait apprendre la musique, mais le ménage, fi donc ! est-ce qu'une femme comme il faut doit s'en occuper ? Etrange égarement des parents, ils n'ont pas reconnu, et leur fille doit en faire plus tard la pénible expérience, que la première condition de bonheur dans le ménage, quand on a des enfants surtout, c'est la femme préparée à tous les détails d'une maison.

(167) Comme utilité et comme exercice, le travail, l'ordre et l'économie, sont indispensables à

la jeune fille, quelle que soit sa position de fortune. Les soins du ménage lui offrent une occupation variée, peu fatigante, appropriée à ses forces, et nécessaire pour accélérer la circulation du sang qui, sans cela, amènerait à cet âge des complications dangereuses.

(168) L'oisiveté, pour la jeune fille, peut avoir de déplorables conséquences ; laissée libre et inoccupée elle s'adonne aux rêves des idéalités, à la coquetterie, à la lecture des romans dont le moindre inconvénient est de lui présenter sous un faux-jour la vie de famille, et, lorsque plus tard elle se trouvera en présence de la réalité, c'est-à-dire avec une maison à diriger, des enfants à soigner, elle se découragera. De-là les chagrins, les contrariétés, la mauvaise humeur, qui viennent de temps en temps assombrir l'intérieur du ménage.

(169) C'est à la mère à diriger les premiers travaux de sa fille selon sa force et ses besoins ; à éloigner d'elle les mauvais livres, les conversations déshonnêtes et tout ce qui tend à éveiller les passions ; car rien ne contribue mieux à la conduite de la fille, et plus tard de la femme, que le calme de l'esprit et la pureté du cœur.

(170) Partout et dans toutes les conditions les parents doivent surveiller leurs enfants ; ils s'évi-

teront pour plus tard un emploi douloureux de leur autorité, souvent méconnue, contre des liaisons et par suite des alliances qu'ils ne sauraient approuver. N'attendez pas, agissez de suite, car c'est compromettre l'avenir et rendre tout succès impossible : vous apercevez-vous de visites trop assidues, de rencontres qui paraissent fortuites, mais qui peuvent bien être arrêtées à l'avance, de suite, sans montrer trop de surveillance, sans colère, sans emportement, arrêtez ces rapports inocents dans le principe, mais qui peuvent devenir coupables plus tard.

(171) Dans les villes, le défaut d'éducation et l'absence de toute surveillance efficace de la mère sont les causes les plus puissantes qui amènent le luxe, la coquetterie et souvent la débauche.

(172) La petite fille va à l'école, quand toutefois elle y va, jusqu'à huit ou dix ans ; elle y apprend à peine à lire et y reste trop peu de temps pour apprendre les principes de morale qui puissent la mettre en garde contre les tentations. Elle en sort pour aller dans les ateliers ; elle y entend des paroles grossières et est exposée à toutes les provocations inventées pour la perdre. Plus heureuse, si elle est placée en apprentissage chez une maîtresse vertueuse : elle est moins exposée à ces provocations.

(173) La coquetterie, le désir de plaire et d'être remarquée est un peu dans le caractère de la femme et il n'est guère possible à l'ouvrière qui ne gagne que quarante à soixante-quinze centimes par jour de pouvoir, avec cette faible somme, subvenir aux besoins du luxe dont elle a pris le goût. Mais n'exagérons pas, avec un peu de cœur et de sentiment moral elle ne cédera pas aux inspirations de la vanité ; elle ne descendra pas à ce honteux trafic d'elle-même, dont elle est à-la-fois la marchandise et la dupe.

(174) Non, toutes les ouvrières ne sont pas, par une position fatale, contraintes, comme on l'a dit, à cette dégradation, c'est une maxime fausse et immorale que certaines gens ont intérêt à propager. Non, rien ne les y oblige, rien, qu'elles l'entendent bien toutes pour leur honte et leur châtiment, rien qu'une dangereuse coquetterie, qu'un sentiment honteux de rivalité. La femme, à quelques exceptions près, n'est pas débauchée par nature ; s'adonne-t-elle au vice, elle n'y est jamais poussée par une nécessité inévitable : si petit que soit le salaire de son travail, si elle est courageuse et modeste, il suffira toujours à ses besoins. Comment ne voit-elle pas, la pauvre fille, que ses parures, dont elle est si fière, ne sont pour le public qu'une preuve de son déshonneur.

CHAPITRE IV.

De l'âge viril.

PARAGRAPHE PREMIER.

DE L'HOMME. — L'homme sain ne sera malade que par son inconduite.—Comparaison de la vie de cabaret avec la vie de famille. — Utilité du mariage, son influence salutaire sur la santé, la moralité et la durée de la vie. — Conseils à l'homme pour arriver au bien-être, lui et sa famille, tout en conservant sa santé.

L'homme sain ne sera malade que par son inconduite.

(175) L'homme de vingt-cinq à trente ans est arrivé au terme de sa croissance, à la limite de sa force, à la perfection de tous ses organes; l'homme sain n'a, dès-lors, qu'à observer les règles les plus simples pour prévenir la plupart des maladies. Mettons de côté la prédisposition à telles ou telles maladies, les accidents impossibles à prévoir, les constitutions faibles et délicates léguées par les

parents ou venant de tout autre cause; il ne sera malade que par ses imprudences ou son inconduite.

Non seulement il ne veut pas les prévenir, mais il va les chercher; se porte-t-il bien? entraîné par la fougue de ses passions, par son intempérance, il contracte des habitudes qui deviennent des causes infaillibles de mort; éprouve-t-il une indisposition légère? il l'aggrave en buvant ou en mangeant outre mesure, en bravant la fatigue, la pluie ou la chaleur; intérêt mal calculé, puisqu'un jour ou deux de repos suffiraient pour lui éviter cinq à six mois de souffrance, de temps perdu et souvent de privations pour sa famille.

Comparaison de la vie de cabaret avec la vie de famille.

(176) Que l'homme y fasse attention; le vin et surtout l'eau-de-vie pris immodérément sont ses plus grands ennemis; ils le conduisent à l'abrutissement le plus complet; il perd la santé, l'intelligence et le goût du travail.

(177) L'ouvrier marié et père de famille ne pourrait-il échapper aux séductions du cabaret? Non, répond-il; c'est notre seule distraction; cela nous tient lieu des soirées, des bals, de tous les

plaisirs que l'argent permet au riche. Oui, lui répondrai-je, vous pouvez vous en dispenser ; et je pourrais citer pour exemple beaucoup de campagnes et même quelques villes ; là, plusieurs familles, parents ou amis, se réunissent presque tous les dimanches, dans l'hiver pour le carnaval ou pour d'autres réunions, dans l'été pour les fêtes villageoises ; c'est une véritable fête ; tout le monde s'amuse et chacun retourne chez soi content de sa journée. Le tête-à-tête du cabaret, la joie brutale des ivrognes est-elle comparable à ces réunions intimes ? Tandis que le père boit et joue, que font sa femme et ses enfants ? La mère attristée, travaillant toujours, console ses enfants qui pleurent. A la ville, des fêtes semblables sont plus difficiles à organiser, parce qu'il y a, en général, moins d'aisance, parce que les logements sont trop petits, et qu'ensuite la femme craint de faire voir son modeste mobilier. Tout cela ne peut s'opposer à la réunion de quelques amis ; pour la place, on se contente de ce qu'on a, et ce ne sont pas les dorures qui donnent la franche cordialité. Quant à l'aisance, il est facile de comprendre qu'avec l'argent dépensé au cabaret ou au jeu, on pourrait acheter du vin, de la bière ou du cidre, et meubler un peu le ménage.

(178) Il y aurait ainsi moins de débauche, car

la débauche est toujours, on l'a remarqué, en raison inverse de l'aisance ; plus l'ouvrier est pauvre, et plus il va au cabaret, et, malheureusement pour lui, il trouve dans l'ivresse un bien-être factice ; il oublie alors sa pauvreté, ses chagrins ; en s'étourdissant, il entrevoit un instant le bonheur. Mais à quoi cela lui sert-il? A augmenter son désespoir lorsqu'il tombe, à son réveil, dans la triste réalité. Quelle différence avec la vie paisible du ménage, avec une compagne douce, aimante, avec des enfants caressants.

(179) Parmi les causes qui contribuent le plus au relâchement de la vie de famille, il faut placer au premier rang l'habitude qu'ont les ouvriers des villes de fêter le lundi. Funeste habitude, pour la santé d'abord, pour le bien-être de la famille ensuite. Pourquoi faire le lundi? n'est-ce pas assez du dimanche ou pourquoi chômer le lundi quand il y a un jour consacré au repos? Ce jour-là, toute la famille fait fête, les enfants ne vont pas à l'école, la femme n'a de liberté qu'une partie du dimanche, et vous en prendriez un autre. Serait-ce justement parce que toute la famille est libre que vous, pour en être débarrassé, vous attendriez au lundi?

(180) La vie de famille est une condition de bien-être et de santé ; elle est plus nécessaire en-

core au pauvre qu'au riche, car, sans parler de cette bonne vie intime où, mieux qu'ailleurs, il trouvera ce contentement qui passe richesse, où rencontrera-t-il, si ce n'est dans le ménage, bonne nourriture, entretien vigilant et soins affectueux. C'est principalement dans ses indispositions, dans ses maladies, qu'il envisage sa position isolée avec tristesse, avec découragement.

Utilité du mariage, son influence salutaire sur la santé, sur la moralité et sur la durée de la vie.

(181) L'homme ne peut goûter toutes les jouissances permises de la vie qu'au milieu de la famille; s'il reste célibataire, il n'accomplit pas la mission qu'il a reçue. Cette remarque est d'ailleurs inutile, car l'homme et la femme se trouvent entraînés l'un vers l'autre par un instinct qu'il est dangereux et souvent impossible d'arrêter. Le mariage influe d'une manière salutaire sur la santé, sur la moralité et sur la durée de la vie.

(182) Sur la santé, car, pourvus d'organes pour la reproduction de l'espèce, l'homme et la femme doivent s'unir pour obéir aux ordres de la nature; ou ces organes alors ne pouvant remplir les fonctions pour lesquelles ils ont été formés, compromettent la santé. Voyez plutôt les figures pâles et

maladives de la plupart des hommes, et principalement des femmes, dans les communautés religieuses!

(183) Il contribue à la moralité ; parce qu'il corrige les passions fougueuses de la jeunesse, et que l'influence de la femme, ainsi que l'amour de ses enfants, arrêtent souvent l'homme sur le chemin des vices ou des crimes.

(184) Pour la durée de la vie : d'après l'opinion générale, les célibataires vivraient plus longtemps que les autres ; il n'en est rien ; des calculs positifs ont établi le contraire ; les femmes même vivent plus longtemps que les filles.

(185) On entend répéter souvent que ceux qui n'ont rien ne devraient pas se marier, comme si le pauvre n'éprouvait pas les mêmes sensations, les mêmes besoins que le riche ! s'il éprouve les mêmes désirs, il doit chercher à les satisfaire. Alors, si vous lui conseillez le célibat, vous favorisez le concubinage déjà trop répandu dans les villes manufacturières ; et l'on sait où conduit le concubinage. Interrogez le célibataire à soixante ans, sa réponse sera la meilleure défense de cette union intime que consacre la religion et que sanctionne la société.

(186) N'est-il pas encore vrai que celui qui reste garçon, et qui n'a que ses bras pour toute fortune, amassera moins que l'homme marié pour

le temps de la vieillesse et du repos. Sauf quelques exceptions, il ne sera pas plus riche à cinquante ans qu'à vingt; les cabarets auront pris ses épargnes. Se mariant, au contraire, pourvu qu'il ne soit pas trop jeune et qu'il ait quelques économies, s'il a quelque peine à élever ses enfants, il a, du moins, une famille qui l'attache à la vie, qui lui rend le travail moins pénible, et quand les infirmités arrivent, il a ses enfants pour consoler et soigner sa vieillesse. Qui le soutient dans l'adversité, quand des idées de mort viennent l'assaillir? Qui lui fait supporter les plus rudes travaux avec patience? Qui l'arrête le plus souvent au seuil d'une mauvaise action? C'est sa famille; la seule idée de se séparer de sa femme, de ses enfants, et de les laisser tristes et malheureux après lui, remonte son courage.

Conseils à l'homme pour arriver au bien-être lui et sa famille tout en conservant sa santé.

(187) Trop souvent la soif des honneurs et des richesses ne sert à l'homme que pour étouffer chez lui tous ses instincts généreux et pour sacrifier sa santé à la réussite de ses projets. Il en est chez qui l'ambition se borne à désirer un peu d'aisance pour eux et leurs enfants. Cette ambition est légitime; tout le monde devrait l'avoir.

(188) Seulement, beaucoup pensent que pour arriver là, les privations et un travail poussé à l'excès sont les moyens les plus sûrs. Il suffit d'un peu de bon sens pour voir que ce chemin mène à un but tout opposé ; en effet, nous ne pouvons conserver la vie qu'à la condition de réparer complètement les forces que nous perdons. Il en est de même pour les travaux : nous ne pouvons toujours travailler si nous ne donnons le repos nécessaire à nos membres fatigués, et surtout si ces travaux sont au-dessus de nos forces.

(189) Le père de famille ne peut disposer de sa vie ; elle appartient à sa femme, à ses enfants. Il doit toujours se rappeler, dans ses moindres actions, leur image, leurs besoins et leur désolation s'il lui arrivait malheur. Ne compromettez pas, pour des riens, vos forces et votre avenir ; votre vie doit être sobre, sans refuser pourtant à vos besoins, comme nous le disions tout-à-l'heure, ce que réclame la santé. Au point de vue de la famille, sachez encore qu'un régime prudent, joint à une constitution robuste, est le meilleur garant de la santé pour soi et les siens ; un père peut, en effet, transmettre à ses enfants le triste héritage de toutes ses maladies ; perspective affreuse ! Ne doit-elle pas suffire pour arrêter, avant l'orgie, l'homme le plus imprudent et le plus passionné.

PARAGRAPHE SECOND.

DE LA FEMME. — Danger des unions trop précoces et mal assorties. — Grossesse, ses indispositions, précautions à prendre.—Accouchement et ses suites. — Allaitement, avantages pour la mère à nourrir son enfant. — Maladies des seins pendant l'allaitement. — Maladies de la femme.

Danger des unions trop précoces et mal assorties.

(190) Quoique possédant la faculté de reproduction après être formée, la jeune fille ne doit pas accepter encore les devoirs du mariage et de la maternité, sinon elle s'expose à des dangers, dont le plus grave serait la perte de sa santé, sans espoir de retour. Position brillante, avantages d'argent, rien ne devrait décider les parents à marier leurs filles avant vingt ans; jusque-là elle ne réunit pas encore toutes les conditions nécessaires pour remplir parfaitement le but commandé par la nature. On en voit la preuve dans les enfants issus d'unions précoces, qui sont faibles, maladifs, et meurent, pour la plupart, dans l'enfance; on a même remarqué, dans ce cas, que les aînés

avaient moins de force et d'intelligence que les cadets.

(191) Les devoirs de la mère de famille sont si nombreux et si variés, qu'elle a besoin de toute sa force pour les accomplir ; parfois elle succombe malgré son courage, et reproche alors à ses parents d'avoir exigé d'elle le sacrifice de sa jeunesse et de ses plaisirs. D'ailleurs, l'accroissement complet de tous les organes qui concourent à la reproduction, n'a lieu que de dix-huit à vingt-deux ans ; et comme la puberté n'est que le commencement d'un nouvel état non encore formé, on doit craindre que des unions trop précoces ne conduisent à des excès, à des abus, d'autant plus dangereux, que la constitution n'a pas encore atteint son entier développement ; leur résultat, c'est l'épuisement des forces, puis, plus tard, l'indifférence.

(192) Pour la femme, le mariage est l'acte le plus sacré, comme le plus important de la vie. Depuis l'âge de dix-sept ou dix-huit ans, toutes ses pensées, que cache avec soin sa pudeur, toutes ses inspirations sont tournées vers ce but, et cela, par un effet de son organisation, qui s'épanouit, de son caractère affectueux, de son irrésistible besoin d'aimer. Mais plus elle y verra de bonheur, plus cruelle sera sa désillusion, si, au lieu de trou-

ver l'idole de ses rêves, elle partage son lit avec un vieillard, un brutal ou un ivrogne.

(193) On ne connaît pas assez le danger des unions mal assorties et disproportionnées. Les parents, en autorisant, et souvent même en imposant de pareils liens, ne font pas assez attention aux maux, aux chagrins, aux déceptions de toute espèce auxquels ils exposent leurs enfants.

(194) Que la fortuue ne soit pas votre seule préoccupation; que vos premières informations portent sur la santé, la conduite, le caractère et le travail; apportez dans vos projets d'union plus de prudence et surtout plus de franchise, vous éviterez des malheurs irréparables. On devrait donc, des deux côtés, ne cacher aucune infirmité, sinon, l'on s'expose à avoir des enfants estropiés, malades avant d'avoir vu le jour, et ne venant au monde que pour reprocher, par leur présence, la vie triste et malheureuse qui leur a été donnée.

(195) Que les parents qui marient un épileptique, un poitrinaire, sachent bien que leurs descendants seront malades aussi; que toujours le mariage aggrave leur état et les fait mourir vingt ans plus tôt.

(196) Les vieillards, ou ceux qui ont passé la moitié de leur vie dans le libertinage, ne peuvent avoir que des enfants faibles et maladifs; que leur

fortune ne vous tente point ; je présume que ce
n'est pas pour être garde-malade que vous vous
mariez.

La grossesse, ses indispositions, précautions à prendre.

(197) Une fois le sacrifice accompli, la jeune
femme embrasse sa nouvelle position avec un courage, une abnégation incroyables. Il faut la voir,
elle, à la constitution si faible, aux membres si délicats, se livrer avec ardeur à toutes les nécessités
de sa nouvelle position. A peine mariée, elle n'aspire qu'au moment où elle deviendra mère, et
cependant, elle n'ignore pas qu'elle peut payer de
sa vie cet instant si désiré.

Aussitôt qu'elle a conçu, l'économie tout entière se ressent de cette nouvelle situation. Elle
éprouve d'abord un saisissement, un sentiment de
froid qui parcourt tout le corps ; plus tard, la grossesse s'annonce par des signes particuliers, par
des troubles plus ou moins prononcés dans les
habitudes, par des malaises, par des désirs singuliers, des goûts extraordinaires ; la figure est pâle,
souvent tachée et empreinte de tristesse, les yeux
sont ternes et cernés. La plupart de ces symptômes, souvent très-marqués chez les femmes qui

vivent dans le luxe et l'oisiveté des villes, sont quelquefois insensibles à la campagne et chez celles qui s'occupent de leur ménage.

(198) Il y en a beaucoup dont la grossesse n'est qu'une suite de souffrances depuis le commencement jusqu'à la fin : nausées ou vomissements continuels, salivation, perte de l'appétit, douleurs incessantes, etc. D'autres fois, au contraire, mais ce sont les cas les plus rares, la grossesse exerce une action préservatrice qui s'explique par l'excitation qu'elle produit sur l'appareil de la génération, tout en diminuant sur les autres parties les causes de maladie. Ainsi, on a vu des femmes malades jusque-là se bien porter pendant cette époque. Dans tous les cas, le tempérament influe d'une manière sensible sur la prédisposition à telle ou telle maladie.

Les vomissements ne sont pas toujours faciles à arrêter ; il faut diminuer la nourriture, prendre des aliments peu assaisonnés et de facile digestion, de l'eau de seltz aux repas, qu'on peut remplacer, ce qui est moins coûteux, en mettant une cuillerée à café de bi-carbonate de soude par pinte d'eau. Au médecin seul appartient de juger de l'opportunité de la saignée, qui est quelquefois nécessaire pendant le cours de la grossesse.

La constipation, indisposition fréquente chez la

femme enceinte, peut déterminer l'avortement, par suite des efforts soutenus qu'elle est obligée de faire pour aller à la garde-robe. On devra la combattre avec quelques lavements dans lesquels on aura mis deux cuillerées d'huile d'olive ; donnés tous les deux jours pendant une semaine ou deux, ils amèneront sans secousse une amélioration sensible.

L'exercice modéré, la promenade pour celles qui ont une occupation sédentaire, sont nécessaires, afin d'arrêter les effets de la surabondance du sang, quand la saignée n'est pas reconnue indispensable.

(199) Pendant la grossesse, la femme doit, plus qu'à toute autre époque, mettre dans sa conduite une régularité et une prudence extrêmes ; toutes les secousses, soit morales, soit physiques, les contrariétés, ainsi que la colère, réagissent sur l'enfant et lui font beaucoup de mal ; tout ce qui peut occasionner une maladie, depuis le simple rhume jusqu'aux inflammations plus graves, doit être évité avec soin.

(200) Aucun changement dans la nourriture n'est nécessaire quand rien n'entrave la marche régulière des fonctions digestives ; mais dès qu'il survient des indispositions, des défaillances, des pesanteurs d'estomac, des maux de tête, la femme

enceinte doit manger plus modérément et choisir de préférence les aliments légers et nourrissants. Qu'elle s'abstienne de boissons excitantes et surtout d'eau-de-vie; car, de tout ce qu'elle mange, de tout ce qu'elle boit, l'enfant prend une part.

(201) Les caprices qui font souhaiter avec ardeur aux femmes enceintes les choses les plus bizarres, et qu'on appelle envies de femmes grosses, sont dues à une exaltation de la sensibilité ; toutes les fois qu'il n'y a rien à craindre par la satisfaction de ces envies, il faut y condescendre, pour ôter tout prétexte aux contrariétés. Si, au contraire, vous prévoyez qu'il y ait danger pour la mère ou l'enfant, refusez avec énergie.

(202) Les fausses couches sont plus fréquentes chez les personnes oisives, vivant au milieu des plaisirs. Il est cependant assez difficile d'en expliquer les causes, quand on voit telle femme se livrer à des exercices, à des travaux pénibles, aller en voiture sans aucun inconvénient; puis telle autre avorter, tout en prenant beaucoup de précautions, se gardant de tous mouvements brusques et de secousses violentes. Néanmoins, il faut en attribuer la plus grande partie à l'abondance du sang, au trop grand embonpoint, aux fatigues prolongées, à une nourriture trop peu substantielle,

aux hémorrhagies fréquentes et aux maladies de l'enfant. Les pertes annoncent, en général, l'avortement, surtout lorsqu'elles sont suivies de douleurs dans les reins et dans les aines. Aussitôt que la perte se déclare, la femme devra se mettre au lit, y rester quelque jours et faire le moins de mouvements possibles. Malgré ces symptômes inquiétants, il n'est pas rare de voir arriver la grossesse à terme.

Accouchement et ses suites.

(203) Enfin arrive l'accouchement, une des fonctions les plus importantes de l'organisme. Dans ce moment suprême, la femme va subir la plus terrible épreuve de toute sa vie, la plus justement redoutée. Comment peut-elle alors livrer sa vie en quelque sorte aux mains ignorantes d'une commère de village, qui n'est bonne qu'à recevoir l'enfant ?

(204) Dans la plupart des cas, quand l'accouchement marche naturellement, elle ne fait que ce que peut faire la première venue ; mais s'il y a danger, comment le reconnaîtra-t-elle ? Elle entretiendra la malade dans une fausse confiance ; elle la laissera douze heures, vingt-quatre heures en souffrance, et quand on appellera le médecin,

il sera trop tard. Si la présence de ce dernier n'est pas toujours nécessaire, il faut au moins une sage-femme pour plus de sécurité.

(205) Laissez reposer tranquillement la nouvelle accouchée; ayez soin de mettre sous elle des linges légèrement chauffés; renouvelez-les souvent; sans cette précaution, ils répandraient une mauvaise odeur; changez-la de lit, mais sans secousses et en la portant, car la faiblesse générale succédant aux efforts faits pendant le travail, amène des crises de défaillance qui peuvent compromettre sa vie.

(206) Toutes les forces se trouvant épuisées, il faut agir avec précaution et surtout avec prudence pour les relever; le vin chaud est encore une de ces habitudes qu'il importe de combattre; il suffit qu'il puisse faire du mal dans quelques cas, pour qu'on en défende absolument l'usage; en effet, il augmente la fièvre de lait; donnez-lui plutôt une infusion de tilleul ou de feuilles d'oranger. Jusqu'à la cessation complète de cette fièvre, et pendant huit ou neuf jours, on ne donnera que quelques légers bouillons avec un peu de pain et de l'eau rougie pour boisson. La mère qui nourrit doit penser à son enfant; elle doit savoir que les indispositions rendent le lait mauvais et nuisible; toute mauvaise nouvelle, toute con-

trariété l'altère également; aussi doit-on agir prudemment à cet égard.

(207) La secousse causée par l'enfantement, produisant un dérangement plus ou moins profond sur toutes les fonctions, la sage-femme sera toujours consultée; elle seule pourra juger de l'état de la malade, et, par suite, proportionner sa nourriture à ses besoins. La mère qui nourrit a besoin de plus de nourriture; chez elle, la fièvre de lait est moins à craindre. Que la nouvelle accouchée prenne encore l'avis de la sage-femme pour quitter le lit, car, si les femmes de la ville y restent trop longtemps, celles de la campagne n'y restent pas assez. On en voit se lever dès le deuxième jour et travailler en s'exposant au froid ou à la pluie; voilà comment les femmes les plus robustes trouvent la mort en peu de jours. C'est encore ici qu'on reconnaît la force de l'habitude; cependant, s'il en est qui se trouvent bien de reprendre sitôt leurs travaux et leur régime ordinaire, combien d'autres n'en sont elles pas victimes! Pourquoi vouloir braver la maladie; quelques jours de repos avec quelques soins, sont-ce là des règles bien difficiles à suivre?

Avantages pour la mère à nourrir son enfant.

(208) Les avantages de l'allaitement maternel

sont incontestables, et pour la mère et pour l'enfant. C'est pour la mère non-seulement un devoir, mais encore une cause de santé; celles qui nourrissent bravent avec moins de danger les indispositions qui suivent l'accouchement, car la secrétion du lait prévient la plupart des maladies causées par l'accouchement. Rien ne l'en doit dispenser, que les maladies ou la nature de ses occupations. Si elle ne nourrit pas, la convalescence sera plus longue, parce que, dans la première huitaine surtout, il faudra observer une diète sévère. A celles qui ne veulent pas allaiter, dans la crainte d'ennuis, ou de peur de perdre leur fraîcheur, on peut dire : La bonne mère doit aimer son enfant, non-seulement parce qu'elle l'a mis au monde, mais surtout pour les soins de tous les instants qu'il réclame, pour ses cris, pour ses pleurs, pour ses souffrances qu'elle a apaisées : ces caresses et ces soins assidus, qui assurent pour l'avenir le reconnaissant amour de l'enfant, sont le devoir le plus sacré de la mère.

(209) La femme qui nourrit ne doit rien changer à sa manière de vivre. Si sa nourriture est par trop grossière, elle devra la varier davantage, ne pas manger, par exemple, plus d'une fois par jour de viande salée ou fumée, afin que le lait puisse être supporté par l'enfant; car il est bon qu'elle l'en-

tende une fois encore, de tout ce qu'elle mange, de tout ce qu'elle boit, il prend une part. Boit-elle avec excès de l'eau-de-vie ou des liqueurs fortes, elle l'empoisonnera.

Maladie des seins pendant l'allaitement.

(210) Pendant l'allaitement, il arrive quelquefois que les mamelles se tuméfient ou que le mamelon se couvre de crevasses, au point d'empêcher les nourrices de donner à téter. Les excoriations du sein sont occasionnées par les succions trop souvent répétées, et surtout par la malpropreté. Les femmes à peau fine, et qui allaitent pour la première fois, y sont plus sujettes que les autres. Les crevasses proviennent des mêmes causes : ce sont des espèces de fissures qui se creusent, s'élargissent et donnent lieu aux douleurs les plus vives toutes les fois que l'enfant veut téter. Dans ces deux cas, la guérison ne sera jamais complète si l'on ne se sert de bouts de sein artificiels ; les meilleurs sont ceux en pis de vache. Pour s'en servir, on les met dans l'eau tiède, à peine chaude ; au bout de cinq à six minutes, ils deviennent mous et imitent parfaitement le mamelon. De cette manière, les crevasses ou les excoriations n'étant plus irritées, il suffira d'un peu de cérat ou de beurre de cacao pour les guérir promptement.

Les engorgements laiteux sont plus à craindre ; dans ce cas, le sein grossit et devient bosselé ; les douleurs sont vives et lancinantes. Dès les premières douleurs, il faut faire sucer le lait par une grande personne ; c'est le meilleur moyen de guérison ; si le lait sortait chargé de pus ou de matière, on cesserait l'allaitement.

Chez beaucoup de jeunes femmes, le bout de sein n'existe pas, ou est si peu prononcé que l'enfant ne peut pas le prendre ; cependant il est possible de le former au moyen d'émollients et par une succion répétée de temps en temps avant l'accouchement.

Maladies de la femme.

(211) Comme la jeune fille, la femme doit faire attention à l'époque des évacuations périodiques et prendre les mêmes précautions. Jusqu'à leur cessation complète, elle est toujours sous l'impression des maladies qu'amène leur suppression. Malgré les dangers qui la menacent, elle vit, en général, plus longtemps que l'homme ; plus sage, elle a horreur des excès ; mais, trop discrète ou trop timide, elle laisse se développer des maladies qui deviennent incurables, telles sont les cancers ou chancres, les maladies de matrice, les hémorrhagies utérines, les flueurs blanches, etc.

(212) Le cancer provient ordinairement d'une tumeur qui s'ulcère, s'étend, se ramifie en suivant tous les vaisseaux sanguins. Quoiqu'il y ait, chez certaines personnes, une prédisposition spéciale, héréditaire même, à contracter cette maladie, il se développe le plus souvent à la suite d'une chute, d'un coup sur les seins. Il est donc important de faire attention aux douleurs, quelle qu'en soit la cause. Les douleurs qui le caractérisent sont lancinantes et de plus en plus rapprochées, à mesure que le mal s'aggrave. La tumeur s'enflamme et semble à chaque instant traversée par le feu ; puis la peau se fendille, il sort de la plaie une matière puante, âcre, qui ronge les parties environnantes. Pour s'éviter des regrets, pour plus de sécurité, toute tumeur ou grosseur accompagnée de légères souffrances, devra être soumise à l'observation du médecin, qui pourra, si elle est d'une mauvaise nature, appliquer un traitement énergique dont on peut, au début, attendre du succès. Les chancres se montrent sur toutes les parties du corps, et les hommes en sont également affectés.

Les flueurs blanches, appelées ordinairement fleurs blanches, sont le produit d'une irritation inflammatoire des organes sexuels. C'est une maladie longue et incommode ; elle s'aggrave avec le temps, et si la femme est d'une faible constitution, d'un tempéramment débile, si elle a une profession sédentaire, des habitudes oisives, cette maladie sera difficile à guérir. Elle est presqu'inconnue à la campagne ; le travail, le grand air, sont donc les meilleurs moyens de s'en préserver et même pour s'en guérir lorsque l'apparition est récente. Au contraire, l'oisiveté, les excès dans les plaisirs, les veillées trop prolongées en sont les principales causes, surtout si, à ces causes, viennent se joindre la malpropreté, la mauvaise nourriture, le café au lait, l'usage des chaufferettes et l'habitation des endroits malsains. Dès le début, il faut prendre des toniques, par exemple du quinquina gris (2 onces par litre de bon vin) ; des ferrugineux ; de l'eau ferrée pour boisson avec du vin (l'eau ferrée se fait en mettant des vieux clous dans de l'eau). Les bains de siége conviennent également ; on les rend plus efficaces en y ajoutant une poignée de sel.

Les maladies des organes de la génération sont nombreuses et souvent graves par l'obstination que met la femme à les cacher. Ce sont particulièrement : 1º les inflammations simples et celles qui s'étendent à d'autres organes ; on reconnaît ces inflammations à la chaleur excessive des parties, aux douleurs du bas-ventre, accompagnées de pesanteur ; ces organes sont tuméfiés ; les aines, les cuisses sont également le siége de douleurs et d'engourdissements. 2° Les hémorrhagies utérines, ou pertes, dont les principales causes sont l'usage habituel des aliments trop excitants, du café, des liqueurs, les bains trop chauds et trop fréquents, la compression du ventre. Les signes avant-coureurs des pertes sont les malaises annonçant le retour du flux mensuel. 3° Les plaies, la rupture, les hernies, les descentes de matrice. 4° Les tumeurs, espèce de corps fibreux qui varient depuis la grosseur d'une noisette jusqu'à celle du poing ; à mesure qu'elles augmentent elles prennent la forme d'une pierre. 5° Les affections cancéreuses, qu'on désigne sous le nom d'ulcères, sont regardées à tort comme des maladies incurables, et on les néglige, alors qu'on pourrait arrêter leur marche, ou, du moins, diminuer les souffrances qu'elles causent.

(213) La nourrice qui va prendre des enfants à Paris est exposée souvent à la plus cruelle des maladies. Il est constant que les enfants peuvent apporter, en venant au monde, le mal que leurs parents ont contracté par leur inconduite. Que la nourrice fasse donc examiner sérieusement, par un médecin, le nourrisson qu'elle prend ; car, si malheureusement il n'est pas sain, non-seulement elle prendra la maladie à son tour, mais son mari, mais ses enfants aussi.

CHAPITRE V.

DE LA VIEILLESSE. — Bienfaits de la famille dans la vieillesse. — Régime des vieillards, les excès sont encore plus dangereux à cet âge. — Maladies des vieillards, danger pour eux à cesser tout-à-coup leurs occupations. — Les attaques d'apoplexie et les coups de sang. — L'âge critique de la femme. — La mort naturelle, la mort par inconduite.

Bienfaits de la famille dans la vieillesse.

(214) Le déclin de la vie s'annonce par un ralentissement presqu'insensible dans l'action de toutes nos fonctions; les mouvements s'accomplissent avec peine, le cerveau ne commande plus avec la même énergie, les organes s'affaiblissent les uns après les autres. Ces changements s'opèrent peu à peu : ainsi, pendant l'âge de retour l'homme perd une partie de ses forces; il sent qu'il n'est plus comme à l'âge de trente à quarante ans; il est plus impressionnable aux changements de température, plus accessible aux douleurs, aux rhumatismes. De son côté, la femme perd la faculté d'avoir des enfants, les seins s'aplatissent,

les yeux perdent leur puissance et l'animation qui leur donnait un charme si doux.

C'est alors que l'homme apprécie les bienfaits de la famille. Que deviendrait-il, vieux et souvent infirme, s'il n'avait pas des enfants pour le consoler de ses souffrances et l'attacher encore à cette vie qui va lui échapper? Qui s'intéressera à lui? Ceux qu'il aura comblés de ses biens n'auront jamais pour lui l'affection de vrais enfants, et s'ils ne désirent point sa mort, ils la voient du moins arriver sans tristesse. Les soins, les caresses dont nous avons été bercés dans l'enfance ne s'oublient pas, et en voyant un père, une mère souffrir, nous nous rappelons ce qu'ils ont fait pour nous.

Régime des vieillards, les excès sont encore
plus dangereux à cet âge.

(215) C'est dans l'âge avancé, quand toutefois nous y arrivons, que nous payons cher nos excès passés; les douleurs nous rappellent les plaisirs matériels et grossiers que nous n'avons pas su régler selon nos besoins et nos forces; car les excès d'intempérance et surtout d'eau-de-vie, minent sourdement les constitutions les plus robustes; puis l'âge arrivant, l'estomac s'affaiblit, les intes-

23

tins, trop souvent surexcités, ne fonctionnent plus régulièrement. On croit rendre les digestions plus faciles en buvant des excitants en abondance ; ce régime fatal précipite l'anéantissement de toutes les fonctions en exposant aux diarrhées, aux éructations ou aux indigestions.

(216) Diminuez au contraire votre nourriture lorsque vous sentez votre appétit diminuer. Abandonnez ces habitudes de boire qui n'exaltent votre énergie que pour un moment. Il peut être bon quelquefois de réveiller un peu les organes du vieillard, mais pour n'être pas dangereuses, ou même nuisibles, ces excitations ne doivent avoir lieu qu'avec les plus grandes précautions.

(217) Ces funestes habitudes, dont l'empire augmente avec l'âge, font beaucoup de victimes parmi les ouvriers ; on en voit qui ne mangent pas ou presque pas et se soutiennent en buvant toujours de l'eau-de-vie. Mais qu'ils le sachent bien : ceux qui, malgré des habitudes de boisson, sont arrivés, par hasard, à un âge avancé, étaient sains, robustes et d'une constitution exceptionnelle ; encore sur cent individus se livrant à ces mêmes excès, en trouverait-on à peine le quart qui arrivassent à soixante ans ; ces hommes forts pourraient, sans leurs mauvais penchants, reculer leur mort de quinze à vingt ans. Si les campa-

gnes fournissent moins d'ivrognes et plus de vieillards, cela tient à leur position plus aisée, à leur
genre de travail, et à leurs mœurs plus tranquilles.

Maladies des vieillards, danger pour eux de cesser tout-à-coup leurs occupations.

(218) L'homme, à cause de son genre de vie
beaucoup plus orageux que celui de sa compagne,
est plus exposé qu'elle dans la vieillesse : la goutte, les rétentions d'urine, les rhumatismes, la
gastrite chronique, les attaques d'apoplexie ou de
paralysie et une foule d'autres maladies qu'il a
contractées dans ses jours de débauche et qui le
rendent infirme avant l'âge.

(219) Les pleurésies, les fluxions de poitrine,
ainsi que la plupart des maladies et des accidents,
sont toujours graves dans la vieillesse. Elles sont
plus fréquentes à cause de la faiblesse des organes ; elles sont plus dangereuses aussi parce qu'il
ne faut plus compter sur la force et la vigueur du
jeune âge.

(220) Les attaques d'apoplexie sont à craindre à
cet âge ; c'est toujours une maladie grave qu'il faut
essayer de prévenir. Les hommes en sont beaucoup
plus souvent atteints que les femmes. L'ivrogne-

rie, une nourriture trop abondante, les chagrins violents, les travaux de l'esprit sont indiqués comme les causes principales, surtout si l'individu est d'un tempérament sanguin ou bilieux-sanguin.

(221) On peut prévenir l'apoplexie en se fai-- sant saigner de temps en temps ou en se mettant des sangsues à l'anus, ou encore en se purgeant ; on prendra de préférence l'aloēs. Lorsque survient un engourdissement passager dans les membres, un assoupissement habituel et des bouffées de cha- leur à la figure, l'apoplexie est à craindre ; il faut sans hésiter avoir recours aux sangsues ou à la saignée ; il faut manger peu de viande et boire peu de vin ; il faut cesser tout travail de tête et éviter les contrariétés ainsi que les émotions. On confond souvent le coup de sang, ou congestion cérébrale, avec l'apoplexie, mais, comme les mêmes précautions doivent être prises, la distinc- tion est peu importante.

(222) Si un homme habitué au travail le cesse tout-à-coup, il peut être certain qu'il abrège sa vie : un mal lent, inconnu, le prend ; l'ennui le poursuit, tout ce qu'il a aimé lui est indifférent, il dépérit et succombe sans pouvoir surmonter cette mélancolie. Quel que soit votre état de fortune, ne quittez jamais brusquement le travail, ou du moins remplacez-le par un autre qui vous exerce

tout en vous amusant; l'engourdissement de vos facultés arrivera moins vite, et ce travail modéré sera un puissant auxiliaire de la médecine dans la vieillesse.

L'âge critique de la femme.

(223) Pour la femme, on exagère beaucoup le danger qu'elle court au moment où elle cesse d'être réglée; cette période, qu'on appelle âge critique, n'est pas la vieillesse, mais elle la commence pour beaucoup. Elle n'influe guère sur la mortalité, puisque de quarante à cinquante ans il ne meurt pas plus de femmes que d'hommes. Cependant la cessation complète de l'évacuation sanguine n'a pas lieu sans amener une perturbation plus ou moins profonde selon la bonne ou la mauvaise santé de la femme; tantôt ce sont des maux de tête, d'estomac, d'autres fois ce sont des douleurs, des dartres, des érésypèles, et presque toujours des pertes qui se renouvellent quelquefois à courts intervalles. Chez la plupart, ces indispositions disparaissent promptement avec d'autres qui existaient pendant la menstruation; leur santé, qui jusque-là avait été chancelante, se fortifie, et après avoir passé cette époque, elles peuvent espérer de vivre longtemps.

23*

(224) Néanmoins, les plus grandes précautions doivent être prises pour passer sans accident cette époque redoutée. Elles doivent s'abstenir de vin pur, de café à l'eau, de tisanes d'armoise, d'absinthe, de toutes boissons échauffantes, qui ne peuvent faire que du mal, en surexcitant en vain les organes à remplir une fonction que la nature a limitée. Qu'elles prennent de préférence une nourriture douce, qu'elles mènent une vie régulière, et surtout qu'elles évitent les plaisirs; les plaisirs ne conviennent plus à cet âge : la tranquillité d'esprit doit les remplacer.

La mort naturelle, la mort par inconduite.

(225) La mort naturelle et dans un âge avancé, c'est l'épuisement, c'est l'usure en quelque sorte de tous les organes indispensables à la vie; celle-là, on doit la voir venir sans regret. Celui qui jouit d'une constitution saine et robuste peut aller, en évitant avec soin toutes les causes de destruction, jusqu'à quatre-vingts ans, terme fatal au-delà duquel l'existence se traîne péniblement, car les détériorations successives commencées dès l'âge de soixante ans, et aggravées par la vieillesse, amènent la décrépitude, la perte complète du sentiment, de la volonté; c'est l'enfance comme au commencement de la vie.

(226) La mort n'arrive pas toujours par le progrès de l'âge : elle peut être le résultat de quelqu'accident ou le plus souvent de l'inconduite. Dans les accidents, tels que l'asphyxie, les chutes violentes, la rupture de la moëlle épinière, les anévrismes, etc., la cessation de la vie est instantanée.

(227) La mort par inconduite, la plus cruelle de toutes, celle qui doit causer les remords et les regrets les plus cuisants, marche lentement, pas à pas, mais ne recule jamais ; on la voit venir, mais la science est impuissante, l'or impuissant comme la science ; triste égalité, à laquelle personne ne peut se soustraire ! Ici, l'homme se décompose, petit à petit, le sang se vicie et porte des extrémités au cœur, puis du cœur aux extrêmités, l'annonce d'une mort prochaine. C'est le châtiment légitime de l'homme qui a sciemment provoqué la mort par une violation flagrante des lois de la nature.

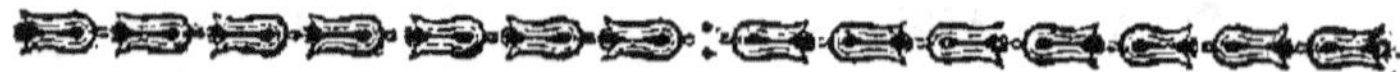

LIVRE III.

HYGIÈNE DES PROFESSIONS.

DE L'INFLUENCE DES PROFESSIONS SUR LA DURÉE DE LA VIE.
ET MALADIES OU INDISPOSITIONS QU'ELLES PEUVENT OCCA-
SIONNER. — Insouciance des ouvriers. — Professions que les poussières rendent dangereuses ou au
moins gênantes : coton, chanvre, lin, poussières en
général. — Professions sédentaires. — Professions
qui obligent de rester ou dans l'eau ou dans l'humidité. — Matières animales en putréfaction.—Gaz
asphyxiables et vapeurs du charbon. — Professions
à matières minérales, bi-chromate de potasse, plomb,
cuivre, mercure, arsenic.

**De l'influence des professions sur la durée de la
vie et maladies ou indispositions qu'elles peuvent occasionner.**

(228) On ne peut nier l'influence des professions sur la durée de la vie. Chaque classe de travailleurs a son régime, ses mœurs, ses habitudes,
ses maladies; chaque état a ses inconvénients.
Cependant, par les améliorations apportées dans

les industries, dans les usines, car c'est là surtout que l'ouvrier souffre, ces inconvénients tendent tous les jours à disparaître. Tous les efforts communs doivent tendre à substituer, dans certaines industries, des substances inoffensives à des substances dangereuses, comme cela a déjà eu lieu, par exemple, pour la céruse, ou blanc de plomb, qui est remplacé par le blanc de zinc, sans action malfaisante ; comme on l'a fait pour la dorure et l'argenture, où l'or et l'argent viennent se déposer sur les objets placés au milieu d'un liquide contenant ces métaux en dissolution, dissolution qui se trouve décomposée par la puissance de l'électricité, tandis que, par l'ancienne méthode, les ouvriers étaient constamment dans une atmosphère surchargée de vapeurs mercurielles. Dans l'intérêt de l'humanité, ces innovations ne sont pas suffisamment encouragées ; espérons, malgré cela, qu'avant peu toutes les substances dangereuses employées jusqu'ici dans les arts auront disparu ou seront rendues inoffensives par les progrès de la science.

Insouciance des ouvriers.

(229) L'insouciance de la plupart des ouvriers contribue beaucoup au développement des mala-

dies qu'occasionnent certains métiers. Ils ne prennent aucune des précautions si simples et si nécessaires en pareil cas, et ils restent longtemps indisposés sans se plaindre; ce n'est qu'à la dernière extrêmité, lorsqu'ils ne peuvent plus travailler, qu'ils se décident à faire connaître leur état.

(230) Hâtons-nous de dire cependant que les ouvriers robustes et bien portants supporteraient sans s'en apercevoir la plupart des inconvénients attachés à chaque profession, s'ils voulaient faire attention à eux. Ainsi la malpropreté et la négligence, souvent des vêtements trop légers dans l'hiver, une nourriture plutôt excitante que fortifiante, et l'habitude qu'ont les ouvriers de manger dans les ateliers, contribuent au développement de beaucoup d'indispositions.

(231) A force de toucher ou de manier une substance dangereuse, elle finit par s'introduire à travers la peau; si les mains sont couvertes de crevasses ou d'engelures, elle pénètre encore plus facilement. Les plaies, si petites qu'elles soient, doivent être couvertes, et il faut avoir la précaution de se laver les mains au moins à chaque repas, et la figure et les mains matin et soir; si le lavage ne fait pas partir les saletés qui sont attachées à la peau, mettez dans l'eau un peu de po-

tasse ou d'huile de vitriol. C'est la malpropreté des mains qui engendre les crevasses et les engelures.

Professions que les poussières rendent dangereuses ou au moins gênantes : coton, chanvre, lin, poussières en général.

(232) Ce ne sont pas toujours les travaux les plus pénibles qui sont les plus préjudiciables à la santé ; beaucoup, peu fatigants par eux-mêmes, sont dangereux, parce qu'ils ne peuvent s'exécuter que dans des endroits fermés, souvent humides et privés d'air suffisant. Les professions trop sédentaires ont de grands inconvénients ; il faut à l'homme de l'activité pour l'accomplissement régulier de toutes ses fonctions.

(233) Le coton exige un travail compliqué, et il passe par les mains de beaucoup d'ouvriers avant d'être propre à notre usage. Mais ces travaux, pour la plupart, ne peuvent se faire qu'à l'abri de l'air. Alors les cardeurs, fileurs, tisseurs, surtout ceux qui le battent pour le nettoyer, sont exposés à la poussière irritante qui s'en échappe ; car, dans certains cas, on est obligé de faire cette dernière opération à la main. Cette poussière légère entre dans la gorge, dans les narines, et est entraînée

par l'aspiration jusqu'aux poumons, qu'elle enflamme ; elle produit d'abord une toux sèche, qui
augmente et qui peut devenir dangereuse si l'ouvrier persiste dans ce travail. Il est certain que le
battage et l'épluchage du coton, ainsi que le nettoyage du chanvre et du lin sont souvent la cause
de graves maladies.

(234) Il faut d'abord, autant que possible, porter
au-dehors ces nuages de poussière ; pour cela, des
courants d'air seront établis dans la partie supérieure de l'atelier, et les ouvriers devront toujours se placer de manière à présenter le côté au
vent et non le dos. Ces ouvertures devraient pouvoir se fermer à volonté, de manière à supprimer
ces courants d'air toutes les fois que le travail l'exi-
gerait. Puis ils devraient prendre, dans le courant
de la journée, quelques verres d'une boisson acidule-gazeuse, préparée avec 4 à 5 grammes (à-
peu-près une cuillerée à café) de bi-carbonate de
soude et autant d'acide tartrique pour un litre
d'eau ; cette boisson rafraîchissante aurait l'avantage, sinon de neutraliser complètement l'action
malfaisante de cette poussière, au moins de débarrasser la gorge et le canal alimentaire des débris qui s'y seraient introduits ; elle ne reviendrait
pas à plus de deux ou trois centimes par litre.

Les yeux souffrent aussi beaucoup de cette

poussière; ils s'enflamment promptement; les paupières se gonflent et rougissent. Il serait possible de les garantir en se servant de conserves qui les enfermeraient complètement au moyen d'un tissu élastique s'appliquant au pourtour. Il est plus difficile d'empêcher ces débris d'entrer dans le nez et dans la bouche; le masque en gaze proposé et essayé est d'un usage trop gênant. L'arrosage des ateliers, deux ou trois fois par jour, avec de l'eau vinaigrée ou légèrement chlorurée, a l'avantage de faire tomber la poussière.

A ces causes insalubres il faut joindre la chaleur et quelquefois l'humidité nécessaire pour les différentes préparations que subissent le coton et la laine; une température de 30 à 40 degrés n'est pas rare dans ces ateliers. Avec une semblable chaleur, l'ouvrier est toujours en sueur, et, s'il ne se couvre pas bien en sortant, il est presque certain qu'il aura du mal.

Les ouvriers des grandes villes manufacturières, et particulièrement ceux de Lyon, de Rouen, de Lille, et même ceux des environs qui se livrent à la filature domestique, sont mal logés, trop étroitement ou trop humidement pour avoir de l'air pur; aussi beaucoup paraissent-ils maladifs et souffrants. A la campagne, l'inconvénient de ces professions disparaîtrait en partie.

Les poussières que les meuniers, les batteurs en grange, les mesureurs de grains, les matelassiers, les ouvriers employés dans les moulins à tan, aspirent, quoique n'étant pas aussi irritantes, gênent la respiration et embarrassent la gorge; pour la débarrasser ces ouvriers boivent beaucoup. Robustes, ils ne s'en trouveront pas mal, pourvu que ces boissons ne soient pas fortes; au contraire, s'ils sont faibles et indisposés, ils doivent y faire attention, cette quantité de boisson leur fera du mal.

Les ouvriers employés à la cuisson de la chaux, du plâtre et du ciment, et surtout ceux qui battent ces deux derniers après la cuite, sont plus indisposés, à cause de la nature des poussières au milieu desquelles ils se trouvent; c'est dans ce cas surtout que la boisson acidule-gazeuse serait avantageuse : elle changerait ces poussières en un sel soluble tout-à-fait inoffensif.

Les carriers, les casseurs et les tailleurs de pierre, les meuniers, pour le rebattage des meules, sont exposés, à part la poussière qui les incommode aussi, à recevoir dans les yeux des petits éclats de pierre; ces débris, si on les laisse, peuvent faire perdre la vue; pour combattre l'inflammation, quelques sangsues sont nécessaires. Il serait facile de prévenir ces accidents : il suffirait pour cela de porter de grandes lunettes, soit en verre, ou mieux, en fil métallique fin et serré.

Ces poussières sont encore la cause, surtout parmi les individus qui boivent beaucoup, d'une inflammation ou d'une espèce de dartre qui vient sous le nez et qui n'est pas facile à guérir. Dès le début, il faut tenir la partie malade proprement, mettre dessus un peu d'huile, pour empêcher la poussière de s'y attacher, et, par-dessus tout, cesser de boire du vin pur ou de l'eau-de-vie.

Professions sédentaires.

(235) Les tailleurs d'habits et les cordonniers, par leur état tout-à-fait sédentaire, et qui les retient continuellement assis, sont fréquemment indisposés ; ils sont sujets aux maladies de peau, aux hémorrhoïdes, aux maux de tête, aux constipations. Les tailleurs, par leur position accroupie et les jambes croisées sur une table, sont tourmentés par des engourdissements ou par des crampes dus à leur position, qui entrave la circulation du sang. Les bourreliers, selliers éprouvent, quoique moins fortement, les mêmes indispositions. Les digestions se ressentent de cette immobilité presque complète ; elles sont longues et pénibles.

Les tisserands, enfermés souvent dans des caves humides quatorze ou quinze heures par jour, sans repos aucun, sont exposés aux douleurs rhumatismales et aux tumeurs blanches ; ils sont faibles ; leurs digestions se font mal, à cause des secousses réitérées que reçoit leur poitrine.

Les couturières, les lingères, les dentellières, les fileuses, les dévideuses, toutes les ouvrières qui ont des occupations assujétissantes et qui ne sortent point, sont dans le même cas ; elles sont en outre plus disposées aux palpitations, aux pâles couleurs et aux maladies de poitrine.

La boulangerie est un métier rude et qui use vite. La perte du sommeil, la fatigue des nuits et les cris étouffés jetés en travaillant, paraissent en être la cause, ainsi que l'habitude des ouvriers d'être toujours demi-nus. On a cité les boulangers pour faire voir qu'on pouvait sortir non vêtu sans inconvénient ; l'exemple n'est pas heureux, puisqu'ils vivent comparativement beaucoup moins longtemps que d'autres ouvriers. Ils devraient se vêtir convenablement, comme doit le faire toute personne ayant chaud en quittant son travail ; ils devraient alterner les travaux de jour et de nuit, de manière à ce qu'ils puissent passer la moitié de la nuit dans leur lit ; car il est prouvé que le sommeil du jour ne peut remplacer celui de la nuit.

Pour combattre la constipation si fréquente et les mauvaises digestions causées par ces professions, les tailleurs et les cordonniers surtout se purgent à chaque instant. Cette habitude n'est pas sans inconvénients, et d'ailleurs les purgations ne remédient au mal que pour quelques jours; il reparaît plus tenace que jamais.

C'est par la nourriture et l'exercice qu'on peut combattre avec avantage ces indispositions. Le vin pur, l'eau-de-vie et toutes les liqueurs, prises le matin surtout, ne conviennent pas à ces ouvriers; ces boissons augmentent encore l'échauffement des intestins. Il faudrait choisir de préférence les aliments rafraîchissants, peu épicés, des légumes frais, manger de temps en temps un peu d'oseille, de chicorée, de cresson, ainsi que des raisins et des cerises, qui facilitent la digestion. Les viandes rôties sont échauffantes; il n'en faudrait pas manger trop souvent.

Ces professions exigeraient un exercice journalier à cause de l'immobilité presque absolue qu'elles réclament. A toutes les personnes que leur état retient ainsi enfermées, il faudrait deux ou trois heures par jour d'un travail au grand air. Mais cette interruption de travail n'étant possible qu'à

24 *

la campagne, elles devraient au moins rester une
heure dehors avant de se coucher ; ce temps serait employé à une promenade en été, à une marche forcée en hiver. Celui qui se couche sortant
du coin de son feu ne peut se faire une idée du
bien-être que cet exercice procure avant de se
mettre au lit : il amène à la surface du corps une
chaleur qui produit une sensation agréable et qui
dispose au sommeil.

Professions qui obligent de rester ou dans l'eau ou dans l'humidité.

Les tanneurs, flotteurs, pêcheurs, les bateliers,
les ouvriers des ports, toutes les personnes travaillant dans l'eau ou qui sont exposées à une
grande humidité, sont sujettes aux catharres et
aux rhumatismes. Les blanchisseuses, les lavan-
dières, par le passage du chaud au froid, sont exposées aux suppressions, à l'oppression, au rhume
de cerveau, à l'enchiffrénement. Malgré cela, ces
professions n'influent pas d'une manière sensible
sur la santé, pourvu que la nourriture soit fortifiante et que les vêtements soient en laine et re-
couverts de peau ou de toile cirée pour les parties
en contact avec l'eau. Dans l'hiver, des crevasses,
des engelures et quelquefois des dartres font souf-

frir horriblement les personnes obligées de se mettre les mains à l'eau. Un mélange de graisse, de camphre, de Lycopode et de tan ou de noix de galles en poudre, appliqué soir et matin sur les mains, amortirait les plaies et les rendrait moins sensibles, parce que l'eau y pénétrerait plus difficilement. Beaucoup de ceux qui travaillent dans l'eau ont la peau des pieds toujours tendre et souvent crevassée. Cette maladie, appelée *grenouillette*, atteint spécialement les individus faibles. Il serait possible de la prévenir en se servant de cette pommade le soir et le matin avant de se mettre à l'eau.

Les blanchisseurs respirent en outre la mauvaise odeur du linge sale renfermé souvent depuis longtemps ; on la chassera en arrosant de temps en temps les buanderies (endroits où on fait la lessive) avec du chlorure de chaux, ou mieux du chlorure d'oxide de sodium.

Les imprimeurs sur indiennes ayant constamment les pieds dans l'eau, ne pourraient-ils pas parer à cet inconvénient en mettant de gros sabots, et par-dessus des guêtres en tissu imperméable et très-longues. Tous ceux qui sont exposés à une grande humidité devraient à tout prix se garantir les pieds d'une trop grande fraîcheur.

Matières animales en putréfaction.

Tous ceux qui touchent les peaux fraîches ou les débris d'animaux, les mégissiers, les corroyeurs, les équarrisseurs, les boyaudiers, les tanneurs, les bouchers, les ouvriers des fabriques de bleu de Prusse, qui emploient le sang des animaux, sont exposés à des accidents graves, si l'animal n'était pas sain. Dans ce cas, s'ils ont des plaies aux mains, ils ne doivent pas y toucher; s'ils se coupent ou s'écorchent, ils cautériseront de suite la blessure, soit avec une pointe de fer chaud, soit avec l'alcali volatil ou le baume du commandeur. Il n'est pas rare de voir la pustule maligne ou le charbon se déclarer à la suite de ces travaux (voir aux maladies contagieuses page 153, article de la *pustule maligne*). Ces professions demandent beaucoup de propreté; changez de linge souvent et prenez des bains de temps en temps. Comme moyen préservatif, le chlorure de chaux et le chlorure d'oxide de sodium chassent l'infection et le mauvais air; lavez-vous-en les mains et la figure en le mélangeant avec un peu d'eau; arrosez avec cette eau l'endroit où vous travaillez.

Les fondeurs de suif et les chandeliers doivent

prendre les mêmes précautions et employer les mêmes moyens. Ils sont exposés, en outre, à l'asphyxie, à cause des mauvaises odeurs qu'ils respirent constamment ; l'air doit être renouvelé et purifié en arrosant les ateliers avec le chlorure de sodium.

Vapeurs dangereuses ou gaz asphyxiables.

Le charbon, en brûlant, dégage des vapeurs nuisibles, pouvant même causer la mort lorsqu'elles se dégagent dans des endroits où l'air ne peut pénétrer. Presque tous les cuisiniers et les cuisinières, ainsi que les repasseuses, ont mauvaise mine, ceux ou celles surtout qui, du matin au soir, ont la tête sur les fourneaux ; leurs plus grandes indispositions sont des maux de tête continuels, des bouffissures, des érésypèles, des étourdissements. Ces indispositions disparaîtraient en partie, si chaque fourneau était placé sous une cheminée tirant bien, si ces personnes prenaient tous les jours deux ou trois heures d'exercice en plein air.

Les vidangeurs, les cureurs de puits ou d'égoûts, les fossoyeurs, les mineurs, les carriers, tous les ouvriers travaillant sous la terre, sont exposés à une mort foudroyante, causée par l'accumulation, dans certains endroits, du gaz acide carbonique ou du gaz hydrogène sulfuré, gaz qui sont invisibles (voir à la fin, *Secours à donner aux asphyxiés*). La première et indispensable précaution à prendre, lorsqu'on entre dans ces lieux, consiste à tenir en avant, et à la distance d'un mètre ou deux, une chandelle ou une lampe allumée : si la chandelle s'éteint, il faut se retirer au plus vite ou ne pas entrer; tant que la chandelle brûle, il n'y a aucun danger. Pour purifier l'air de ces lieux si dangereux, on descend un fourneau bien allumé qu'on renouvelle jusqu'à ce qu'il brûle bien; ce sera la preuve que les gaz asphyxiables auront disparu.

Pour savoir auquel des deux gaz, acide carbonique ou hydrogène sulfuré, on a à faire, on emploiera les moyens suivants : D'abord on fait parvenir au fond des puits ou des égoûts une bande de papier imbibée de sous-acétate de plomb (extrait de saturne) ou imprégnée de litharge humide; si le papier noircit, c'est du gaz sulfhydrique (hydrogène sulfuré), la couleur noire indique qu'il s'est formé du sulfure de plomb. Dans ce cas, on y jettera une assez grande quantité d'eau de javelle dans laquelle on aura mis un peu d'esprit de sel au moment de la verser. On pourrait encore y brûler du soufre.

Si le papier ne change pas de couleur, il est

probable que c'est de l'acide carbonique ; pour s'en assurer, on descend, au moyen d'une corde, un vase plein d'eau de chaux bien claire (en délayant un peu de chaux éteinte, une poignée pour cinq à six litres d'eau, et la laissant ensuite déposer, on a l'eau de chaux claire et limpide). Si c'est de l'acide carbonique, cette eau se troublera, il se formera du carbonate de chaux blanc et insoluble. On y jettera alors beaucoup d'eau de chaux, mais, cette fois, sans la laisser déposer.

Pour s'assurer de la pureté de l'air, on recommencera, avant d'entrer dans ces lieux, l'épreuve de la chandelle allumée.

On a proposé l'emploi d'une corde attachée au bras et communiquant à une sonnette, mais l'asphyxie est si prompte, qu'il pourrait bien être déjà trop tard à cet avertissement.

Les mineurs et les carriers sont, en outre, exposés à l'explosion d'un gaz, mélangé d'hydrogène proto-carboné et bi-carboné avec un peu d'air ; c'est le feu *grizou* qui s'échappe avec sifflement sous la forme d'une toile d'araignée. Ce gaz ne s'enflamme que lorsqu'il rencontre une lumière, aussi prévient-on ces accidents au moyen de la lampe *Davy*, ainsi appellée du nom de son inventeur. Cette lampe, consistant en un treillage métallique composé de mailles assez serrées, suffit pour empêcher la détonation de ce gaz. Aujourd'hui, on ne peut entrer dans les mines sans cette lampe ; ce n'est donc que par l'imprudence des mineurs qu'il arrive des malheurs.

Professions à matières minérales.

Bi-chromate de potasse. — Les ouvriers qui préparent le bi-chromate de potasse, d'un si grand emploi dans les arts, sont souvent atteints d'une affection assez grave. On transforme le chromate en bi-chromate au moyen de la chaleur. La vapeur entraîne avec elle de la poussière qui se répand dans l'atelier et qu'on ne voit pas. Cette poussière, aspirée par les ouvriers, leur fait éprouver une saveur désagréable, métallique. Aspirée également par le nez, elle finit par détruire la cloison qui sépare les deux narines en les ulcérant. Il paraît que les priseurs se trouvent à l'abri de cet accident.

Sur une écorchure ou par le contact un peu prolongé sur la peau, le bi-chromate brûle et forme des ulcérations qui pénètrent profondément et causent du gonflement. Dans ce cas, des lotions et des compresses avec l'eau blanche, additionnée d'alcool camphré, et des cataplasmes émollients, suffisent pour arrêter le mal.

Plomb. — Les peintres en bâtiments ou en voitures, les coloristes, les potiers d'étain, les ouvriers qui font la céruse, le minium, tous ceux qui travaillent le plomb ou qui emploient ses préparations, sont souvent atteints de coliques. Cette maladie est connue sous le nom de colique de plomb, colique des peintres. Quelquefois ils se plaignent de rhumatismes : c'est le rhumatisme saturnin, caractérisé par des douleurs lancinantes, avec ou sans crampes, et variant des jambes aux bras et du ventre à la tête. Enfin, mais très-rarement, arrive la paralysie saturnine avec la perte du sentiment. Les ouvriers sont ordinairement avertis de ces accidents par une mauvaise haleine, par un goût sucré ; les gencives sont bordées d'un liséré ardoisé ; ils maigrissent et leur figure devient jaune et terreuse. Ils commencent par ressentir des coliques sourdes ; puis, les douleurs devenant plus vives, le ventre se rétrécit et la constipation devient de plus en plus opiniâtre. Arrivées à ce point, ces coliques demandent un traitement énergique que le médecin seul peut indiquer ; toutefois, il arrive souvent qu'en cessant son travail et en prenant soin d'entretenir le ventre libre au moyen de purgatifs et de vomitifs, on arrête la maladie au début.

C'est par l'absorption des particules de plomb, c'est-à-dire par le passage à travers les pores de la peau que ces accidents arrivent ; malgré cela, tous ceux qui s'y trouvent exposés doivent faire leur possible pour éviter d'en avaler et d'en respirer. Les ateliers doivent être disposés de manière à ce qu'on puisse y établir des courants d'air. Des fenêtres dans tous les sens ainsi que des cheminées d'appel de Darcet sont nécessaires. On a conseillé, pour atténuer ces mauvais effets, de semer de la sciure de bois dans ces ateliers et de l'arroser de temps en temps, de se laver à chaque instant la bouche et le nez avec de l'eau acidulée avec l'huile de vitriol (acide sulfurique). La propreté est indispensable ; il faut se laver les mains à tous les repas avec de l'eau vinaigrée ou acidulée. Le laitage et les aliments gras agissent favorablement en éloignant les attaques. Une faible constitution, une santé débile sont des causes qui favorisent le développement de la maladie.

Il y a quelques années, le blanc de zinc a été proposé pour remplacer la céruse. Son emploi est sans danger aucun ; inaltérable, il se mêle parfaitement à toutes les couleurs ; il devrait donc être préféré ; mais les ouvriers prétendent qu'il ne couvre pas aussi bien que la céruse.

Cuivre.—Le cuivre produit sur les ouvriers à-peu-près les mêmes effets que le plomb ; il est cependant moins dangereux pour eux. Les mêmes moyens devront être pris pour combattre la colique cuivreuse, qui, du reste, ne donne jamais lieu à des accidents fâcheux. Cette affection est due à l'aspiration des poussières du cuivre, et non aux vapeurs, car ce métal est peu volatil, c'est ce qui est cause que les fondeurs en cuivre en sont rarement affectés, tandis qu'au contraire il n'est pas rare d'en voir les chaudronniers, les tourneurs, les limeurs assez souvent incommodés. Ces ouvriers ne devraient pas souffler la poussière faite par leurs outils.

Cette remarque s'applique aussi aux aiguiseurs de cardes et aux polisseurs d'acier. L'emploi de l'émeri cause des maladies graves et demande pour cela beaucoup de précautions.

Mercure. — Le mercure occasionne chez les ouvriers employés à son extraction et chez ceux qui l'emploient dans les arts, tels que les miroitiers, ceux qui secrètent les peaux, des maladies plus dangereuses que le plomb. L'exploitation des mines de mercure est fatale aux ouvriers qui ne prennent pas le soin de changer de vêtements, qui travaillent trop longtemps et qui ne se lavent pas en sortant. Sans ces précautions, une salivation continuelle, la chute des dents, un tremblement convulsif ne tardent pas à se déclarer.

La dorure au mercure, beaucoup plus solide que la dorure au trempé, était presque la seule

employée avant l'heureuse découverte de la dorure galvanique. Ce dernier procédé a pour but
de précipiter et de déposer sur l'argent, le cuivre,
le fer, etc., en couches s'attachant au métal, inséparables et aussi épaisses qu'on le désire, de
l'or, de l'argent ou du platine. Ce mode de dorure, qu'on doit aux effets si puissants de l'électricité, et qui réussit admirablement, est un bienfait pour l'humanité, en ce qu'il rend d'une
innocuité complète une branche d'industrie considérable. La dorure au mercure, encore employée
dans beaucoup d'ateliers, consiste à recouvrir les
pièces que l'on veut dorer d'un mélange d'or et
de mercure, de manière à former un amalgame
double. Les pièces recouvertes de ce mélange
sont chauffées afin de chasser le mercure qui,
au moyen de la chaleur, se volatilise; c'est cette
dernière opération qui est dangereuse, parce que
l'ouvrier se trouve au milieu de ces vapeurs. Un
atelier bien construit, bien aéré, avec de bonnes
cheminées d'appel, en diminue le danger, surtout
si l'ouvrier est propre et se nourrit bien. Le mercure a beaucoup d'autres applications dans les
arts : la préparation du cinabre, son amalgame
avec l'étain, etc. En général, on doit toujours se
défier des préparations où entre le mercure.

Arsenic. — Les ouvriers en papiers peints qui

emploient le vert arsenical, surtout ceux qui font le satinage, souffrent beaucoup des émanations et de la poussière qui se détache. Ils sont pris de rhume de cerveau, d'enchiffrénement ; il se forme aussi des boutons sur les parties de la peau à découvert. Les joues, le nez, les lèvres se gonflent, quelquefois aussi les parties. Je dis quelquefois, car cet effet ne se produit pas toujours, et il en est de même pour toutes les substances dangereuses. Sur deux ouvriers travaillant ensemble ces substances, l'un sera indisposé et l'autre n'éprouvera rien. J'en ai vu et fait l'expérience en semant du blé chaulé avec l'arsenic (1).

(237) Les travaux de la campagne, quoique

---

(1) Ici on chaule généralement avec le vitriol bleu (sulfate de cuivre) poison aussi et qui peut donner lieu à des accidents, si l'on n'y fait attention ; ces accidents arrivent, soit en faisant le chaulage, soit en mangeant le blé ainsi arrangé et qui reste quelquefois. Depuis longtemps, feu Mathieu de Dombasle a proposé le sulfate de soude pour le chaulage ; il est prouvé maintenant, tout en mettant de côté son action complètement inoffensive, ce qui est déjà quelque chose, que le blé chaulé avec le sulfate de soude, ne donne pas de blé noir (blé rouillé ou brumé) et que ce chaulage ne coûte pas plus cher que celui fait avec le vitriol bleu.

plus pénibles que ceux des villes, sont moins défavorables à la santé. Placé dans de meilleures
conditions, l'habitant des campagnes souffre moins
des disettes et des chômages. La nature de ses
travaux, qui sont plus réguliers et plus variés, lui
assure constamment de l'ouvrage. Plus intéressé,
il économise pour acheter un peu de terre ou une
maison, et, quoique gagnant moins que l'ouvrier
des villes, il y parvient presque toujours, parce
qu'il est plus réservé dans ses plaisirs, plus éco-
nome dans ses dépenses.

(238) L'aisance que l'on rencontre dans les
contrées agricoles influe aussi sur la durée de la
vie, et plus peut-être que les professions. Cette
aisance, le travailleur des villes ne peut-il y atteindre? Ce n'est pas impossible, mais il lui faut
l'économie, la prévoyance, et surtout plus de régularité qu'il n'en a ordinairement dans ses rapports de famille.

(239) Malgré la quantité encore trop considérable des industries nuisibles, malgré les vices et
les excès attribués à notre époque, malgré l'opinion généralement répandue, la mortalité est
moins grande aujourd'hui qu'avant notre première
révolution. La vie est plus longue et plus assurée,
et le sera toujours davantage à mesure que le développement de la civilisation et de l'instruction fe-

ra des progrès, et surtout lorsque chacun comprendra toute l'importance d'un genre de vie régulier et en rapport avec ses besoins. Par la même raison, avec la moralité et l'aisance, on verra disparaître petit à petit l'inégalité qui existe encore entre certaines classes dans la durée de la vie.

LIVRE IV.

DE LA NOURRITURE. — DES VÊTEMENTS. — DES SOINS DE PROPRETÉ. — DES HABITATIONS.

CHAPITRE PREMIER.

De la nourriture.

(240) Une nourriture bonne et suffisante est indispensable pour l'entretien de la vie. C'est aussi le plus puissant moyen qui nous soit donné pour combattre efficacement la prédisposition à certaines maladies, et surtout pour fortifier les individus faibles.

Si elle manque, nous ne pouvons vivre ; si elle est insuffisante, nous vivons, mais péniblement et pour un temps qui ne peut être bien long. La nourriture a donc une influence considérable sur la santé, influence qui se révèle à tous les âges, chez tous les individus et dans toutes les conditions.

PARAGRAPHE PREMIER.

Aliments. — Du choix et de la préparation des aliments. — Du pain, fraude des farines, choix des diverses substances employées à la fabrication du pain. — De la viande, avantages du gras sur le maigre pour le travailleur. — Difficulté d'apprécier exactement la plus ou moins facile digestibilité des aliments. — Des œufs et du laitage. — Utilité des légumes et des fruits. — Des assaisonnements, bons effets du sel, de l'ail, de l'oignon ; mauvais effets du poivre, de la canelle, des clous de girofle, du vinaigre pris en excès. — Conservation des substances alimentaires.

Des aliments. — Du choix et de la préparation des aliments.

(241) L'influence des aliments sur la santé étant reconnue, leur choix et leur préparation a donc une grande importance. Toute substance contenant peu ou point de matière nutritive doit être rejetée comme malfaisante ou au moins inutile. A quoi bon charger l'estomac en provoquant un travail pénible et qui doit être de nul effet. C'est surtout dans la convalescence et à la suite de dérangements plus ou moins graves qu'il est impor-

tant de ne pas fatiguer les organes digestifs déjà irrités.

(242) La qualité des aliments dépend beaucoup de la manière dont ils sont préparés. Leur préparation est un art utile, qui a pour but de leur communiquer des qualités plus nutritives ou plus digestives, d'autres fois plus stimulantes et plus agréables. L'art de la cuisine a assez d'importance pour que toute mère l'apprenne à sa fille.

(243) Autant que possible, les repas doivent être réglés ; c'est une bonne habitude ; en ne faisant pas d'excès, on est toujours certain d'avoir bon appétit, parce que cette périodicité s'accorde bien avec nos travaux. Celui qui se livre à un travail fatigant doit faire au moins trois repas par jour ; plus on déploie d'activité, plus le corps a besoin de force, et d'ailleurs la trop grande quantité de nourriture prise à-la-fois peut faire du mal.

(244) L'ouvrier ne devrait pas sortir de chez lui le matin, sans avoir mangé la soupe, en hiver surtout. Ayant l'estomac chaud et plein, il bravera plus facilement le froid et les brouillards. S'il trouvait tous les matins la soupe prête à manger, il est probable qu'il ne penserait pas à l'eau-de-vie. Ceci s'adresse à la ménagère.

Du pain, fraude des farines, choix des différentes substances employées pour la fabrication du pain.

(245) Le pain étant la base de toute nourriture, il importe qu'il soit de bonne qualité. La farine de froment est la meilleure ; cependant, mêlée en petite quantité avec celle de seigle, elle donne un pain d'un goût agréable, bon, et qui sèche moins. Dans les villes, où l'autorité veille, on a moins à craindre la fraude et le mélange de mauvaises farines ; le pain de première qualité y est bon et bien fait.

(246) A la campagne, tout en ayant du bon blé, on fait souvent de mauvais pain. Pour être bien fait, il exige des précautions que n'ont pas toujours les ménagères : pour l'avoir agréable, il faut du levain de trois à quatre jours au plus ; il faut mettre l'eau à peine chaude et bien battre la pâte ; un peu de sel lui donne un goût appétissant. Si les boulangers mettent trop d'eau, les femmes qui le font chez elles n'en mettent pas assez ; il est dur, serré et ne fait pas de bonne soupe.

(247) Si, malgré ces précautions, il est plat, lourd, et de difficile digestion, il y a tout lieu de croire que la farine a été mélangée avec celle de haricots, de riz ou de pommes de terre. Il est un

moyen sûr et très-simple de s'assurer de la qualité des farines : il consiste à en séparer le gluten, qui possède la propriété de faire lever le pain, et sans lequel il sera toujours mauvais. Tous ceux qui ont écrasé dans leur bouche des grains de blé ont dû remarquer qu'une partie y restait et ne pouvait être entraînée par la salive, que cette partie était molle, coriace, élastique : c'est le gluten. Toute farine qui n'en contiendra point, ne pourra faire du pain, celle qui n'en contiendra que peu, en fera de mauvais. Celui qui achète de la farine ou qui fait moudre son blé pourra s'assurer qu'il n'est pas trompé en pesant une certaine quantité de farine, la pétrissant en laissant tomber dessus un peu d'eau ; l'eau entraînera l'amidon ainsi que les matières solubles ; en en versant plusieurs fois, le gluten restera dans les mains ; séché, il devra en rester de 60 à 80 grammes par 500 grammes de farine de froment, et 50 à 60 pour la farine de méteil.

Le pain de méteil (froment et seigle) est également bon et se tient plus frais que celui de froment pur ; puis vient après celui de seigle. Dans certaines contrées, on ne mange que du pain de maïs ; il est plus nourrissant que le pain de mauvais seigle et surtout que le pain d'orge.

(248) Les haricots, le riz, les pommes de terre

ne peuvent faire du pain ; mais mélangés, le riz et les pommes de terre surtout, dans une certaine proportion avec la farine de blé pur, ils donnent un pain agréable. Pour faire du pain avec l'une ou l'autre de ces substances, on fait cuire le riz avec un peu d'eau, les pommes de terre sans eau ; on les écrase et on les mêle avec la farine de blé dans la proportion de vingt livres sur cent ; il faut avoir la précaution de faire le levain avec la farine pure. Dans un temps de disette, ce moyen pourrait être employé avec avantage.

(249) On avait cru jusqu'ici que le son ne contenait aucune matière alimentaire ; les belles expériences de M. Millon ont prouvé le contraire : le son contient beaucoup de substances grasses, aromatiques, plusieurs sels, principes très-assimilables et qu'on rejette pour avoir un pain plus blanc. Il est vrai que ce pain est plus difficile à digérer pour les vieillards, pour les convalescents et les personnes oisives ; mais il est plus nourrissant pour l'ouvrier, pour l'homme des champs. Il serait à désirer que la mouture puisse donner du premier coup une farine fine et bien mélangée.

De la viande, avantages du gras sur le maigre pour le travailleur.

(250) La viande doit être placée au premier

rang des aliments indispensables au travailleur qui fatigue et dépense beaucoup de forces. Cependant il est nécessaire de varier un peu et de manger maigre de temps à autre, parce que la continuation du même régime pourrait amener le dégoût et des troubles dans les fonctions digestives. Il en est de même des légumes : seuls ils fournissent une plus mauvaise nourriture ; ils produisent beaucoup de graisse et d'embonpoint, donnent peu de forces, chargent l'estomac inutilement, puisque la moitié au moins est rejetée comme impropre à la vie. Mangés seuls, ils prédisposent encore aux maladies chroniques et scrofuleuses.

(251) Les lois de l'Eglise, qui prescrivent le maigre deux jours par semaine et pendant le carême, ont dû être dictées (en outre des considérations religieuses) dans l'intérêt de la santé ainsi que pour combattre en même temps, et autant que possible, l'ardeur des passions. Pour prouver son utilité, on nous a montré l'homme des premiers âges du monde doux, simple, parce qu'il se contentait des fruits de la terre ; on nous l'a peint ensuite, à mesure qu'il faisait des progrès dans la civilisation et dans sa manière de vivre, vicieux, emporté, débauché et enfin infirme. Malgré ces

peintures plus idéales que sérieuses, il est difficile de contester l'utilité du régime gras.

Difficulté d'apprécier exactement la plus ou moins facile digestibilité des aliments.

(252) Les expériences que l'on a faites sur la
plus ou moins grande digestibilité des aliments
ont prouvé que telle viande ou tel mets maigre qui
gênait les uns digérait bien chez les autres, qu'indigeste dans un moment il digérait bien dans
l'autre; il n'y a donc aucune règle à suivre à cet
égard. En général, les substances végétales restent plus longtemps dans l'estomac que la viande;
elles s'y altèrent moins promptement et excitent
peu les forces digestives. La grande quantité qu'on
est obligé de prendre nuit à la digestion par le
travail que l'estomac est obligé de faire pour garder ce qui est bon et rejeter une quantité considérable de matières inutiles. La viande, au contraire, se décompose rapidement, et, comme elle
est très-nutritive sous un petit volume, il en faut
moins; elle charge peu l'estomac et excite une
chaleur qui imprime à tous nos organes une force
et une énergie considérables.

(253) Les viandes rôties possèdent cette puissance au plus haut degré, mais elles sont très-

échauffantes. Les plus nourrissantes sont le bœuf,
le mouton, le veau, pourvu qu'il ait trois à quatre
mois, le dinde, l'oie, le porc ; la chair de ce dernier est plus lourde et plus difficile à digérer ; dans
une indisposition ou après une longue maladie, il
est bon de s'en abstenir.

(254) Pour les convalescents, les viandes blanches, le jeune veau, le poulet sont choisis de préférence. La plupart des poissons mangés frais
fournissent également une nourriture douce et facile à digérer.

(255) Assez généralement on a l'habitude de
ne manger la viande que deux ou trois jours, plus
ou moins, selon la saison, après que les animaux
ont été tués. Cette habitude est bonne, mais il ne
faut pas attendre qu'elle sente, car alors il y a un
commencement de putréfaction et cette viande
est repoussante à manger et nuisible à la santé.
Lorsqu'elle n'est pas trop avancée, on peut lui
faire perdre ce mauvais goût en la mettant bouillir un instant avec de l'eau, puis en y jetant,
au moment de la retirer, un peu de braise allumée. Dans l'été, on empêche le bouillon gras d'ai-
grir par le même moyen.

(256) Dans certaines épidémies, on défend la
chair de porc comme trop lourde et d'une difficile
digestion. Cette défense me paraît inutile, pour

de pas dire plus. Que l'on prévoie une indigestion chez le rentier sans occupation et sans exercice, cela se conçoit encore, mais l'ouvrier, l'homme de la campagne, qui fait du porc sa nourriture habituelle, qui en sait les avantages, vous écoutera difficilement. L'immense consommation qui s'en fait prouve suffisamment toutes les ressources qu'il procure dans un ménage. Il serait à désirer que toutes les familles ouvrières qui n'ont pas la facilité de nourrir et d'élever un cochon pussent en acheter un gras tous les ans; ils y trouveraient une grande économie, jointe à l'avantage d'avoir toujours sous la main de la viande pour les usages de la cuisine.

(257) Quoique n'étant pas toutes nutritives au même degré, il ne faut pas attacher trop d'importance à leur choix; elles fournissent toutes une nourriture fortifiante et réparatrice, nécessaire à l'homme qui travaille. Le bouillon gras, non pas celui qu'on trouve dans les mauvais restaurants, voire même dans les meilleurs hôtels, mais celui que fait la ménagère est très-nutritif, agréable et facile à digérer; il fait éprouver à l'estomac une sensation bienfaisante. Tous les jours la soupe grasse devrait paraître au moins une fois sur la table. Quand aux mets, il est bon qu'ils soient variés autant que possible, et entremêlés de gras et de maigre sans autre choix.

26*

Des œufs et du laitage.

(258) Les œufs n'ont pas un des inconvénients qu'on leur attribue; ils ne sont pas échauffants ; ils digèrent facilement pourvu qu'on ne les mange pas durs, et ils nourrissent bien ; mangés à la coque, ils conviennent aux convalescents. C'est peut-être l'aliment le plus digestif et le plus salutaire.

(259) Le lait, aliment doux et agréable, est la nourriture indispensable des enfants; il convient aux individus forts, sanguins et nerveux, à ceux qui ont fait des excès et à l'habitant des montagnes, où l'air toujours vif stimule trop fortement les organes. Mais les ouvriers des villes n'en doivent pas faire un trop fréquent usage, ainsi que les enfants mous et lymphatiques.

On falsifie le lait de plusieurs manières, le plus souvent c'est avec de l'eau. En y faisant attention, on voit qu'il est peu consistant et qu'il n'a pas le reflet bleuâtre que possède le lait pur; on reconnaît plus facilement la fraude au moyen du pèse-lait, instrument de même forme que le pèse-liqueur.

Le bi-carbonate de soude, employé pour l'empêcher de tourner, n'est pas dangereux, et d'ailleurs,

s'il y en avait trop, au goût on s'en apercevrait;
la préparation du lait avec la cervelle d'animaux
n'a jamais existé.

Utilité des légumes et des fruits.

(260) Les légumes, quoique ne devant former
que le complément de l'alimentation, sont néanmoins indispensables, particulièrement aux familles peu aisées; les pommes de terre, qui peuvent
remplacer le blé en temps de disette, les haricots,
les pois, les lentilles, etc., etc., arrangés en bouillie ou purée, sont très-nourrissants.

(261) Le chou, peu coûteux, est facilement
conservé pour le moment où il manque; dans cet
état de conservation, il est connu sous le nom de
choucroûte. Pour la préparer, on coupe les choux
en quatre morceaux après avoir enlevé les premières feuilles, on les met dans l'eau bouillante
le temps qu'il faut pour les ramollir. On les retire
et on les place sur une claie pour les faire égout-
ter; puis on les tasse dans un petit tonneau dé-
foncé, par couches de deux ou trois pouces d'é-
paisseur, en ayant soin de mettre à chaque lit,
une petite poignée de sel, un peu de poivre ou de
piment, et des clous de girofle. Il faut avoir la
précaution de les tasser fortement. Le tonneau est

couvert par un fond entrant à volonté et surchargé pour presser le tout ; on verse par-dessus un peu d'eau pour recouvrir le fond. Au bout de vingt à trente jours la choucroûte est mangeable ; l'eau doit être renouvelée chaque fois qu'on en prend. Pour la faire cuire, il faut la laver à grande eau et l'exprimer ; on y ajoute de la graisse ou un morceau de lard. C'est un aliment d'assez difficile digestion.

Quelques légumes sont légers, rafraîchissants et conviennent dans la convalescence : la chicorée, la laitue cuite, les asperges, le cresson.

(262) En général, les fruits en parfaite maturité ne font jamais de mal ; quelques-uns, par leur composition, font l'office de légers purgatifs en agissant naturellement sur les intestins, ce sont : les raisins, les cerises, les groseilles, les bonnes prunes ; les pruneaux sont rafraîchissants et ont en outre l'avantage de réveiller l'appétit et de rendre les digestions moins pénibles. L'épiderme, ou pour être mieux compris, la pelure des fruits n'étant pas nutritive et nuisant à la digestion, on doit l'ôter avant de les manger.

Des assaisonnements. Bons effets du sel, de l'ail, de l'oignon ; mauvais effets du poivre, des clous de girofle, du vinaigre, pris en excès.

(263) Le sel est indispensable pour la prépara-

tion de nos aliments; il est nécessaire, non-seulement à cause de son influence excitante sur l'appareil digestif et par le goût agréable qu'il donne aux mets, mais encore comme principe nutritif, ainsi qu'on l'a remarqué pour l'engraissement des bestiaux. Reconnu objet de première nécessité, il vient d'être justement affranchi de l'impôt qui pesait sur lui. Le sel peut combattre, jusqu'à un certain point, la mauvaise qualité des aliments ou leur insuffisance.

(264) L'ail, l'oignon, l'échalotte, les ciboules, le persil, stimulent l'estomac, donnent de l'appétit et ne font jamais de mal à l'homme robuste; ils sont d'ailleurs d'une utilité incontestable dans les pays marécageux et sujets aux épidémies.

(265) Le poivre, la canelle, les clous de girofle, ont plutôt un effet nuisible qu'utile, surtout s'ils sont pris en trop grande quantité; le vinaigre surtout doit être employé avec ménagement; ne le buvez jamais pur, son usage ruine l'estomac et fait perdre l'appétit. Beaucoup de personnes, qui en ont bu long-temps, dans le but de se faire maigrir, voudraient bien être grasses aujourd'hui.

Conservation des substances alimentaires.

(266) La plupart des substances qui servent à

notre nourriture se conserveraient longtemps, s'il était facile de les soustraire complètement à l'action de l'air et de les priver, les légumes, par exemple, de l'eau qu'ils contiennent en si grande quantité.

(267) Les moyens qu'on emploie pour conserver les légumes, avec toute leur eau de végétation, sont coûteux et demandent trop de précautions. On enferme les légumes ou les fruits, tels qu'ils sont récoltés, dans des bouteilles de verre ou de grés, ou dans des boîtes de fer blanc. On fait souder les boîtes de fer blanc lorsqu'elles sont pleines ; pour les bouteilles, on les ficèle après les avoir bien bouchées. On les met ensuite dans une chaudière pleine d'eau ; l'eau est chauffée jusqu'à quatre-vingts degrés, c'est-à-dire un peu avant l'ébullition. Après le refroidissement on retire du feu. Les bouteilles doivent être entourées de foin et de paille avant de les mettre dans la chaudière et goudronnées en en sortant. De cette manière on conserve tous les fruits et légumes verts, tous les jus ou sucs de groseilles, coings, etc.; c'est la méthode d'Appert.

Les œufs se conservent longtemps dans la petite braise ou dans l'eau de chaux (1); le gibier,

---

(1) L'eau de chaux se fait en versant un peu d'eau

dans les balles d'avoine ; les pommes de terre, choux, navets, se gardent bien à la cave et dans le sable.

Mais un moyen simple de conserver pendant plusieurs années les substances végétales et les légumes en particulier, sans en altérer la constitution, vient d'être trouvé par M. Masson. Il consiste à faire perdre à ces substances leur eau de végétation, sans altérer pour cela leur saveur et leurs propriétés nutritives. Cette dessication s'opère ordinairement dans une étuve chauffée à trente-cinq degrés. Une étuve est une petite chambre ou même un petit placard hermétiquement fermé et dans lequel on entretient, au moyen de fourneaux ou de tuyaux, une chaleur toujours égale. Ces étuves, n'existant pas dans les ménages, peuvent être remplacées par les fours ; après la cuisson du pain, la température est encore de trente à quarante degrés, chaleur suffisante qu'il suffit d'entretenir en tenant constamment un peu de braise allumée à la bouche du four ; la seule précaution à prendre consiste à ne pas trop chauf-

---

sur un morceau de chaux vive ; la chaux se délite et se met en poussière ; on la délaie ensuite dans l'eau. Un morceau gros comme le poing peut faire un seau d'eau de chaux.

fer. A défaut de thermomètre, instrument fait pour connaître exactement le degré de chaleur, il est possible d'y arriver approximativement par l'habitude. Si, au bout d'un instant, les légumes se colorent ou roussissent c'est que le four est trop chaud; il faut les retirer.

Les choux sont divisés par feuilles, les navets, carottes, pommes de terre, coupés en tranches assez minces et mises sur des claies légères. Les légumes ainsi desséchés se conservent bien. Pour les employer, il suffit de les faire tremper une demi-heure dans de l'eau tiède; ils reprennent ainsi l'eau qui leur a été enlevée; on les assaisonne ensuite à la manière ordinaire. Pour les conserver on les enferme dans des caisses ou dans des tonneaux bien fermés.

Les viandes, celle de porc surtout, se gardent bien étant salées; seulement, avec le temps, elles prennent un goût et une odeur désagréables de vieux. Cela tient à ce qu'on laisse la saumure avec la viande; cette saumure, mélange de sel, d'eau et de sang, se gâte et sent mauvais. Le mode de salaison suivant vaut beaucoup mieux : on fait fondre pour 50 kilog. de viande, 5 kilog. de sel, 125 gram de salpêtre et 1 kilogram. de sucre dans 10 kilog. d'eau. On verse le tout sur la viande, puis on la recouvre d'une couche de sel; quinze jours

après on jette la saumure, on remet la viande
dans le saloir avec un peu de sel sur chaque lit.
Il est inutile, surtout en hiver, d'y remettre le
lard ; accroché au plancher, et dans un endroit
sec, il se conserve bien.

PARAGRAPHE SECOND.

Des boissons. — De l'eau, caractères qu'elle doit présenter pour être bonne.—Excellence de l'eau comme
boisson. — Du vin et de l'eau-de-vie. — Ivresse, ses
suites. — Fraude du vin, moyens d'adoucir les vins
et les cidres aigres ou acides. —Du cidre, du poiré,
de la bière, boisson hygiènique et économique, eaux
gazeuses. — Du thé. — Service qu'il rend dans les
fausses indigestions surtout. — Du café. — Le café
comme nourriture. —Du chocolat.

De l'eau, caractères qu'elle doit présenter pour être bonne.

(268) L'eau, étant encore malheureusement la
boisson ordinaire de beaucoup d'ouvriers, doit
être bonne. L'usage général qu'on en fait, soit

pour boire, soit pour la préparation de nos mets,
soit même pour le lavage du linge, doit engager à
l'avoir la meilleure possible.

(269) Pour la plupart du monde, toutes les eaux
de sources sont de bonne qualité ; il n'en est aucune qui doit leur être préférée ; pour beaucoup de savants, les eaux des fleuves et des rivières sont préférables. Préjugé des deux côtés ;
qu'elles viennent de source ou de rivière, ou même de mare, elles seront bonnes, si elles ont une
saveur franche, sans arrière-goût, si elles sont
claires et fraîches, si elles moussent facilement
avec le savon, si elles cuisent bien les légumes ;
en réunissant ces diverses qualités, elles sont ce
qu'on appelle potables

(270) L'eau de mare (l'eau de mare est la réunion d'une certaine quantité d'eau dans des endroits creux) n'a pas, dans la plupart des cas, les
inconvénients qu'on lui attribue ; elle en a moins
que certaines eaux de source ou de puits, qui abîment les dents ou sont la cause d'autres infirmités. Beaucoup de campagnes n'ont que celle-là
et les habitants ne s'en portent pas moins bien :
pour ma part, j'en ai fait usage pendant plus de
quinze ans, jamais je ne me suis aperçu qu'elle
m'ait fait du mal. Il peut arriver, dans certains
moments, qu'elle sente mauvais à cause des her-

bes qui poussent à sa surface et qui se putréfient ;
mais ces causes disparaissent par suite des pluies
abondantes, des orages ou dans la fonte des nei-
ges.

A la suite des grandes eaux, les mares deviennent troubles pendant plusieurs jours ; il serait
possible d'éviter cet inconvénient en établissant
des espèces de bassins garnis de sable au fond et
communiquant à la mare au moyen d'une tranchée
remplie de sable et de charbon ; de cette manière
l'eau, en traversant cette couche pour entrer dans
le réservoir, y arriverait assez claire. Ainsi, pourvu que l'on ne se serve pas de celles où l'on fait
rouir le chanvre et le lin, de celles où arrivent les
égoûts des fumiers ou des matières animales en putréfaction, les eaux de mares sont bonnes. Ces eaux
savonnent bien et cuisent parfaitement les légumes.

Les eaux de puits sont, en général, mauvaises,
elles sont dures, crues, ne savonnent pas et cuisent mal les légumes, à cause du sulfate de chaux
qu'elles contiennent. Il n'en faut pas conclure
pour cela que les eaux chimiquement pures soient
les meilleures : elles sont lourdes à l'estomac et
digèrent mal. La qualité des eaux de source et
de rivière vient de ce qu'elles renferment une
certaine quantité de bi-carbonate de chaux, sel
éminemment digestif.

. L'eau de citerne, à la condition qu'elle soit bien aérée, est bonne à tous les usages, puisqu'elle vient du ciel; seulement il faudrait détourner de la citerne la première pluie qui tombe, parce qu'elle est chargée des impuretés de l'air et des saletés des toits.

Excellence de l'eau comme boisson.

(271) L'eau trop froide ou trop chaude a de grands inconvénients. Pour qu'elle rafraîchisse bien, il faut qu'elle soit plus froide que n'est l'intérieur de notre corps; il en faut moins pour se désaltérer, et on évite par là la grande quantité qu'il en faut boire quand elle est tiède, et l'on doit savoir que, prise en trop grande quantité, elle peut faire beaucoup de mal. Prise très-froide, les accidents sont plus graves encore; il y a des exemples de mort subite; le plus souvent, ce sont des pleurésies toujours dangereuses qui en sont la suite.

(272) C'est la boisson par excellence; elle facilite l'accomplissement de toutes nos fonctions; elle ne les stimule pas outre mesure comme le font la plupart des boissons alcooliques. Les personnes fortes, bilieuses et sanguines s'en trouvent bien.

Du vin et de l'eau-de-vie.

(273) Le vin fortifie et convient, pris modéré-

ment; aux gens faibles qui ont l'estomac paresseux, à ceux qui habitent les pays humides, surtout enfin à l'homme qui travaille beaucoup. Il
serait donc injuste de le proscrire, comme faisaient les anciens, à cause des abus et des excès
qu'il occasionne. Le bon vin donne cette ardeur
au travail que n'ont pas ceux qui boivent de l'eau.

De tous les vins, le Bourgogne est le plus agréable et le meilleur pour favoriser la digestion; celui
de la Basse-Bourgogne n'est pas très-cher et est
bon aux repas. Le vin de Bordeaux est moins excitant, il convient surtout pour relever les forces
des convalescents affaiblis par une longue maladie. Le bon vin de Champagne est trop cher;
d'ailleurs son utilité est loin d'être reconnue; c'est
du luxe, pas autre chose. Quant à celui à trop bon
marché, laissez-le, il vous fera plutôt du mal que
du bien.

Les vins ne sont bons à boire qu'au bout d'un
an, deux ans et même plus, suivant les crûs. Bus
trop tôt, ils sont lourds, désagréables, produisent
plus souvent l'ivresse et la rendent plus dangereuse.

(274) L'eau-de-vie, en petite quantité, n'a pas
de mauvais effets sur l'homme dans la force de
l'âge, mais, comme elle donne lieu plus facilement
à des excès, son usage devrait être très-limité.

Sans revenir à l'édit de François 1er, qui condamnait les ivrognes en état de récidive au bannissement et à l'amputation des orteils, il devrait être défendu à tous les débitants, sous peine d'amende, d'en donner aux enfants au-dessous de quinze ans; c'est un poison pour eux.

(275) On l'a dit depuis longtemps, toutes les liqueurs fortes n'ont aucune utilité et ne peuvent faire que du mal : l'absinthe, le vermouth, et autres semblables, beaucoup trop fortes, devraient être défendues. On les supporte par l'accoutumance, mais elles n'en sont pas moins pernicieuses.

Ivresse et ses suites.

(276) Par l'habitude, l'homme parvient à boire des quantités de vin et d'eau-de-vie extraordinaires; pour ceux-là, on ne pourrait sans danger les en priver; mais c'est avant de contracter cette habitude qu'ils doivent réfléchir aux tristes conséquences de ces abus. La santé, l'intelligence, l'estime de leurs camarades, tout s'en va pour ne plus revenir; rien n'est plus dégoûtant que d'entendre déraisonner un homme et surtout une femme ivre. Cette dégradation de l'homme devrait suffire pour arrêter ceux qui, au milieu d'un re-

pas, sentent leur tête s'échauffer, pour corriger ceux qui se grisent.

(278) L'homme en état d'ivresse ne doit pas être abandonné à lui-même : il pourrait mourir. Quand l'ivresse est complète, il faut débarrasser le malade de ses habits, surtout de sa cravate, le placer dans un endroit aéré, mais chaud, ou même le couvrir de fumier de mouton ; cet usage de mettre les ivrognes dans le fumier est ancien et rationnel : il les empêche de se refroidir. L'ammoniaque liquide ou alcali, à la dose de dix-huit à vingt gouttes, dans un verre d'eau sucrée, suffit presque toujours quand l'ivresse est au premier degré; l'eau vinaigrée, trois cuillerées à bouche de vinaigre dans trois demi-verres d'eau à boire en trois fois, réussit peut-être mieux. Si ces moyens n'ont aucun succès et qu'il y ait danger d'asphyxie, ce qu'on reconnaîtra à l'état d'angoisse et de stupeur du visage, on le fera vomir avec trois ou quatre grains d'émétique.

Fraude du vin, moyen d'adoucir les vins aigres ou acides.

(278) Le vin a deux ennemis naturels dans la fraude et l'impôt. L'irrégularité de l'impôt est la cause de la fraude qui se pratique sur une grande

échelle, dans les grandes villes surtout. Elle a épuisé toutes ses ressources : mélange de différents crûs, addition d'eau, d'alcool, et coloration avec le bois d'Inde, etc.; la plus criminelle de toutes, est l'emploi de la litharge ou de la céruse (carbonate de plomb), ou du sel de saturne (acétate de plomb), mis dans le but d'adoucir les vins aigres. Cette falsification dangereuse a été si vivement et si justement poursuivie qu'elle n'est plus guère à craindre. Ainsi falsifiés, ils ont une saveur métallique sucrée, et très-facile à reconnaître par les moyens chimiques.

(279) Il peut arriver qu'on ait chez soi des vins aigres, sûrs, comme on les appelle dans quelques localités; le meilleur moyen consiste à délayer dedans de la craie ou carbonate de chaux; la chaux, en se combinant avec l'acide, laisse, par le repos, le vin aussi doux qu'avant sa maladie. A défaut de craie, on peut se servir de cendres. Pour faire perdre au vin le goût de fût, après l'avoir changé de pièce, on le battra fortement avec un peu d'huile d'olives, 250 grammes par feuillette (140 litres de vin).

Du cidre, du poiré, de la bière, boisson hygiénique, eaux gazeuses.

(280) Le cidre est une boisson agréable dans

les deux premières années et surtout lorsqu'on y
ajoute, en écrasant les pommes, de l'eau en proportion suffisante pour qu'il ne soit pas trop fort ;
cette proportion varie depuis le quart jusqu'à la
moitié des pommes employées. Cette addition
d'eau, faite au moment de la fabrication, lui donne
une saveur douce et agréable qu'il conserve plus
tard, lorsqu'il a fermenté ; si, au contraire, on
ajoute l'eau quand il est paré et déjà vieux, cela
ne lui retire que de la force, sans lui donner la
douceur du premier. Tout cidre fait avec des
pommes sèches ou autres substances n'est pas du
cidre et doit être considéré comme frelaté. On
fait du mauvais cidre avec quelques pommes vertes et beaucoup de pommes sèches. Cette année,
les fabricants de ce mauvais cidre, dans le but de
le conserver doux et pour le clarifier, ont eu la
criminelle idée d'y mettre de l'acétate de plomb.
Aussi toutes les personnes qui en ont bu ont été
prises de coliques violentes, et beaucoup ont été
gravement malades.

Le cidre tourne à l'aigre encore plus facilement
que le vin : pour l'adoucir, on emploie les mêmes
moyens.

Quoiqu'en disent les partisans du vin, le cidre
rend de grands services dans les contrées de la
France où il n'y a pas de vignes. Il est préféré de

beaucoup, dans ces pays, à l'eau rougie ; vous le voyez sur la table des plus riches, préféré au vin pendant le repas. S'il est un peu moins léger, il est plus nourrissant, et, par l'habitude, les estomacs les plus délicats ne s'en trouvent pas incommodés.

Le poiré se rapproche un peu du vin ; il fait mal à la tête à cause de la quantité assez grande d'alcool qu'il contient ; comme boisson habituelle, le cidre vaut beaucoup mieux.

(281) La bière se fait avec de l'orge germé et du houblon. Pour cela, on laisse tremper l'orge dans l'eau, et, quand il est ramolli, on l'étend sur un plancher ; aussitôt que le germe a atteint la longueur du grain, on le fait sécher. L'orge étant moulu, on le fait bouillir ; on y ajoute le houblon et on passe ; puis le liquide est concentré plus ou moins, selon la bière que l'on veut faire. On la met dans les cuves ; la fermentation s'établit promptement, et quarante-huit heures après elle est buvable. Dans le nord de la France, on boit la bière en mangeant, pour remplacer le vin ou le cidre ; partout ailleurs on la boit comme rafraîchissante. Elle n'a pas l'inconvénient des vins, gros cidres et eaux-de-vie et fait rarement du mal ; le seul reproche qu'on lui fasse, c'est de don-

ner de l'embonpoint, mais encore faut-il pour cela en boire beaucoup.

(282) *Boisson hygiénique.* — Beaucoup de travailleurs sans ressources, et gagnant peu, ne peuvent boire de ces boissons, qui sont pour eux du luxe. L'eau, dans les grandes chaleurs surtout, est chaude et par conséquent débilitante. L'eau vinaigrée, ou mieux, alcoolisée, est plus tonique, mais elle ne plaît pas. M. Duboys, pharmacien à Limoges, vient de publier la formule d'une boisson hygiénique qui a pour elle l'expérience de deux années. Il verse sur trois kilogrammes de réglisse cassée et coupée, coûtant 3 fr., six litres d'eau bouillante, qu'on agite de temps en temps ; d'autre part, on fait infuser cinq cents grammes de houblon du nord, coûtant 1 fr., dans cinq ou six litres d'eau également bouillante. Quarante-huit heures après, on passe l'infusion de houblon et de réglisse, et on ajoute quatre cent-cinquante litres d'eau. Cette boisson si simple, appelée petite bière, ne revient pas à un centime le litre.

L'eau de seltz artificielle, préparée avec un mélange de certains sels et de l'eau chargée d'acide carbonique, se prend ordinairement au repas avec le vin ; c'est un des plus puissants digestifs connus ; elle stimule les estomacs paresseux et empêche les indigestions. L'eau gazeuse, appelée

improprement eau de seltz, n'est que de l'eau
chargée d'acide carbonique : elle se prend également avec le vin ou avec le sirop de limons ou de
groseilles comme rafraîchissant.

Du thé, services qu'il rend dans les indispositions.

(283) Le thé forme une boisson d'une saveur
agréable et généralement aimée. Au point de vue
hygiénique, ses propriétés ne sont qu'imparfaite-
ment connues : les uns la regardent comme pouvant combattre l'inertie des facultés digestives; le
plus grand nombre condamne son usage comme
dangereux, excitant à l'excès le système nerveux
et pouvant produire l'ivresse.

Ayant reconnu depuis longtemps son action
bienfaisante dans beaucoup d'indispositions, je me
suis livré à quelques recherches sur sa composition et ses propriétés ; je n'en dirai ici que deux
mots. La plupart des mauvais effets qu'on lui attribue viennent de ce qu'on le croit composé des
mêmes éléments que le café. Il n'y a de ressemblance entre eux que dans un de leurs principes : la théine, qui, comme la caféine, est une
substance azotée et nourrissante. D'après cette
ressemblance, on a avancé qu'il avait tous les in-

convénients du café. Je me suis assuré que le thé devait ses principales propriétés, non à la théine, mais à une espèce d'huile aromatique qu'on voit surnager dans une forte infusion de ses feuilles non sucrée. Cette huile, retirée au moyen d'un syphon, enlève à l'infusion la plus grande partie de son goût et la prive de son action excitante. Ainsi ce n'est ni au tannin ni à aucun autre de ses principes fixes qu'il doit ses propriétés stimulantes et digestives, mais bien à l'huile essentielle qu'il contient en assez forte proportion.

(284) Comme boisson d'agrément, le thé a, sur quelques personnes, des inconvénients ; mais, pris dans certaines indispositions, jamais, pas même chez ceux qui ne peuvent en prendre en bonne santé. D'ailleurs la grande consommation qui s'en fait et qui va toujours en augmentant, surtout parmi les gens de la campagne, qui le prennent quand ils sont indisposés, prouve, mieux que tout autre chose, les services qu'il rend.

(285) Il convient aux personnes grasses qui digèrent mal. Son infusion agréable est bonne contre les maux de cœur, les fatigues, les coliques produites par la constipation ; c'est le remède par excellence des indigestions et surtout des fausses indigestions toutes les fois qu'il y a pesanteur et embarras de l'estomac après avoir man-

gé ; enfin il est utile dans beaucoup de maladies occasionnées par la mauvaise nourriture et par un travail excessif. Il peut servir à combattre l'ivrognerie pour les hommes qui voudraient réellement se soustraire à cette sale habitude ; il suffirait d'en prendre deux tasses par jour.

(286) Le thé doit, par ces raisons, se trouver dans tous les ménages. Tous n'ont pas la même qualité, quoique provenant de la même plante. Cette qualité dépend de la préparation qu'on leur fait subir et du moment où on cueille la feuille. Le vert est le moins estimé, parce qu'il est, en quelque sorte, le rebut des autres ; on l'accuse aussi de produire une plus grande irritabilité. J'accorde, par expérience, la préférence au mélange suivant : thé perlé, deux parties, thé noir, une partie, thé poudre à canon, une partie. Ce mélange revient tout au plus à 50 cent. les trente grammes (1 once).

(287) L'infusion se fait en jetant dans l'eau bouillante plein un dé à coudre de thé pour un verre d'eau ; on retire la cafetière du feu ; on laisse infuser dix minutes et on le boit le plus chaud possible après l'avoir passé et sucré. Le thé doit être conservé dans des boîtes de plomb ou de fer blanc.

Du café.

(288) Le café, mieux connu que le thé, n'est

pas mieux apprécié : poison d'après les uns, liqueur qui engendre le génie, disent les autres;
exagération des deux côtés. Il possède au plus
haut degré la puissance excitante; il est utile
toutes les fois qu'il s'agit de relever les forces et de
neutraliser, comme contre-poison, les effets as-
soupissants de certaines substances vénéneuses.

(289) Mais je le regarde comme dangereux quand
il est pris pour empêcher le sommeil et l'accable-
ment, ainsi que pour procurer à l'esprit le contentement, l'imagination et la mémoire. Toutes les
fois qu'il faut agir mécaniquement pour amener
le bien-être, un résultat contraire ne tarde pas à
arriver; de même que le sommeil ne peut être
retardé longtemps sans danger, c'est une fonction
naturelle trop nécessaire pour réparer nos forces
épuisées. Il est considéré comme provoquant une
stimulation salutaire pour la digestion; cette action n'est pas générale, car chez beaucoup de
personnes il la trouble, et, au lieu d'exciter l'é-
nergie de l'estomac, il produit l'inertie.

Le café comme nourriture.

(290) Le café passe pour être nourrissant;
voici, à ce sujet, des faits qui pourraient paraître
invraisemblables s'ils n'avaient été constatés par

une enquête officielle. Le mineur belge, travaillant toute la journée à extraire le charbon de terre, se trouve très-bien du régime suivant : le matin, en se levant, il fait ce qu'il appelle son café; c'est une infusion légère de café et de chicorée mélangés. Cette boisson, à laquelle on ajoute un dixième de lait, forme la plus grande partie de son alimentation. Avant de se rendre à son travail, le mineur prend un bon demi-litre de ce café et mange une bonne tartine de pain avec du beurre. Il emporte dans la mine de pareilles tartines beurrées et une bouteille de fer blanc contenant au plus un litre de café; ces aliments sont consommés par lui dans la journée. Le soir, en rentrant chez lui, il mange des pommes de terre ou tout autre légume vert; il termine ce repas par une nouvelle tartine beurrée et une tasse de café.

Pendant la semaine, l'ouvrier ne mange point de viande et ne boit ni bière ni autre liqueur fermentée. Les dimanches, il mange de la viande et boit un litre ou deux de bière. Le régime de ces ouvriers se réduit donc à deux litres de café, deux dixièmes de litre de lait, un kilogramme de bon pain, cent ou deux cents grammes de légumes verts par jour, plus, par semaine, cinq cents grammes de viande et deux litres de bière. (De Gasparin, rapporteur.)

Est-ce comme substance nourrissante, ou comme provoquant une plus complète assimilation des aliments, que le café agit ici, ou n'est-ce pas plutôt parce qu'il ôte l'appétit? Jusqu'à ce que l'on connaisse le rôle exact qu'il remplit, jusqu'à ce qu'il soit prouvé qu'il ne nuit pas à la santé, et malgré les faits cités plus haut, il pourrait y avoir danger à changer notre nourriture. Pour les femmes, il est certain qu'il a des inconvénients. A la ville, leur déjeûner se compose de café au lait; beaucoup sont forcées de l'abandonner, surtout celles qui sont nerveuses; chez d'autres, il cause des constipations opiniâtres. Que la femme mange la soupe à déjeûner avec son mari et ses enfants, c'est encore l'alimentation la mieux appropriée à ses organes.

Du chocolat.

(291) Le chocolat, quoiqu'un peu lourd, convient aux femmes et aux enfants faibles et irritables ainsi qu'aux convalescents. Le meilleur est celui qui ne contient ni fécule, ni farine, ni aromate quelconque. Le bon chocolat ne doit pas épaissir en le faisant; dans ce cas, c'est une preuve qu'il contient de la fécule ou de la farine.

CHAPITRE II.

DES VÊTEMENTS. — Vêtements pour les différents âges,
pour les enfants, pour les jeunes filles, pour les vieillards, pour l'ouvrier. — Coiffure et chaussure. —
Danger de quitter les habits chauds aux premières
chaleurs.

Vêtements pour les différents âges.

(292) Si le corps n'était pas protégé par les
vêtements, la chaleur qu'il a, et qui est nécessaire
pour notre existence, ne tarderait pas à disparaître
au contact immédiat de l'air extérieur ; il suivrait
alors les variations du chaud ou du froid aux dépens de ses fonctions. L'habillement doit varier
suivant les âges, les saisons et l'état de santé.
Cette variation et cette nécessité de vêtements différents se comprend quand on voit la peau des
animaux plus ou moins garnie de poils, suivant
les saisons et les contrées qu'ils habitent.

(293) Les vêtements de laine sont plus chauds
que ceux de toile de chanvre ou de lin, mais ils
ont le désavantage d'arrêter la transpiration. Pour
cette raison, ils ne conviennent pas aux ouvriers ;

ils ne sont utiles qu'aux malades ou aux convalescents, aux vieillards et aux enfants dans les premiers mois de leur existence. Le coton est moins chaud que la laine et plus chaud que le chanvre et le lin ; son emploi est général aujourd'hui.

(294) Les vêtements en caoutchouc, ou tout autre tissu imperméable, sont trop chauds, parce qu'ils arrêtent complètement le passage de l'air ; ils peuvent devenir dangereux, par la même raison, en s'opposant au passage de la transpiration.

(295) *Pour les enfants.* — Les enfants supportent bien le froid ; si vous les couvrez trop, vous les habituerez à être frileux ; ils s'enrhumeront plus facilement, parce qu'ayant chaud ils se découvrent pour se mettre à l'aise. Laissez-les courir par tous les temps, excepté par la pluie, avec des sabots en hiver, à cause de l'humidité, des souliers en été, pour qu'ils soient plus alertes ; lavez souvent leurs vêtements : la propreté est indispensable à tous les âges, mais surtout chez les enfants ; vous éviterez, par ces soins, des maladies souvent incurables. Les lainages ne valent rien pour eux : la flanelle, en retenant la sueur, entretient leur peau dans un état de moiteur continuel ; ils deviennent mous et délicats.

(296) Leurs habits doivent être de toile et toujours larges, de manière à ne les gêner nulle part.

En hiver, il suffit de leur mettre un gilet de plus, des bas un peu chauds et des sabots ; en les chargeant beaucoup, ils s'échauffent et contractent des inflammations de toute nature. Lorsque le petit garçon porte des culottes, elles ne doivent pas être suspendues par des bretelles, mais attachées au gilet.

(297) Les enfants, s'ils se portent bien, peuvent rester la tête nue, ou seulement couverte d'un léger bonnet qui puisse permettre à l'air de circuler librement ; mais faites attention de ne pas trop serrer les cordons. Quand ils veulent commencer à marcher, mettez-leur des bourrelets en baleine flexible, qui sont légers et solides.

(298) *Pour les jeunes filles.* — Le costume des jeunes filles, jusqu'à l'âge de vingt ans, doit être large, pour ne gêner en rien le développement de leurs formes et de leur taille. La taille ne doit pas être serrée, pour que l'estomac et par suite le cœur et les poumons ne soient pas comprimés. Une robe sans taille, avec une ceinture lâche, est le vêtement le meilleur et le plus commode pour elles.

(299) Le corset à busc, regardé comme nécessaire pour soutenir la taille, produit un effet tout contraire. En effet il augmente les défauts de la taille, tout en les dissimulant ; il a en outre l'inconvénient de gêner la respiration, la digestion et

la circulation. C'est le bourreau du corps; par une étreinte continuelle, il entrave tous les mouvements et donne de la raideur là où l'on ne devrait voir que de la grâce.

(300) Jusqu'à quinze ans, la jeune fille ne devrait porter aucun corset; dans tous les cas, jamais il ne doit être fait avec des baleines, et encore moins avec des lames de fer ou d'acier. Un tissu élastique peut remplir le même but sans en avoir les inconvénients. Les jarretières attachées au-dessus du genou n'arrêtent pas la circulation du sang comme elles le font placées au-dessous. On ne doit jamais se servir de rubans étroits, et encore moins de cordes ou de ficelles.

(301) *Pour les vieillards.* — Le vieillard affaibli par l'âge, ayant perdu une partie de sa vigueur, qui le force à ralentir ses mouvements, ne peut obtenir assez de chaleur pour combattre ou pour braver le froid et l'humidité. Les infirmités et les forces qui l'abandonnent le forçant au repos, la circulation du sang n'a plus lieu avec autant de vivacité; la peau et les tissus qui se trouvent au-dessous resserrés par le froid, sont glacés. Toutes ces raisons lui font un devoir de se mettre à l'abri des grands froids et particulièrement de l'humidité, en essayant de conserver sous ses habits une température égale et douce.

(302) Les vêtements de laine sont d'une grande utilité dans la vieillesse ; appliqués sur la peau, ils produisent une légère irritation que les mouvements, si légers qu'ils soient, augmentent ; ce frottement continuel détermine une chaleur favorable, qu'il faut essayer de garder en se couvrant convenablement. A cet effet, le gilet de flanelle mis sur la peau et le caleçon de même étoffe sont nécessaires.

Les personnes faibles, malades ou convalescentes doivent prendre les mêmes précautions ; comme les vieillards, elles ont besoin d'abri pour conserver le peu de chaleur qu'elles ont.

(303) *Pour l'ouvrier.* — Quant à l'homme robuste et dans la force de l'âge, ces mesures sont inutiles. Travaillant toute la journée et toujours en mouvement, ces vêtements seraient trop chauds pour lui et produiraient à la peau une irritation plus nuisible qu'utile. La toile lui vaut mieux, l'air circule plus librement, et c'est une condition de santé ; on la débarrasse facilement du produit de la sueur et des matières qui la salissent.

(304) Les ouvriers ne changent pas de linge assez souvent ; c'est une économie de bouts de chandelle, comme on dit. Le blanchissage est plus difficile, et le linge, par conséquent, plus abimé ; mais ce qu'il y a de plus mauvais en gardant du

linge ou des vêtements pleins de crasse et de poussière souvent malsaine, c'est que ce linge, ainsi souillé, est la cause de la plupart des maladies de peau, gale, dartres ou autres, dont on ne se débarrasse pas quand on veut. Le caleçon de toile est indispensable à ceux qui portent des pantalons de drap parce qu'il préserve la peau de l'irritation causée par la laine, parce qu'il peut être lavé souvent.

(305) La blouse sert tout à-la-fois de manteau et de vêtement de fatigue. Quoique faite souvent de toile légère, elle garantit bien du froid et de la pluie, et celui qui a l'habitude d'en porter a froid lorsqu'il la quitte. Elle n'embarrasse pas, même pour travailler ; elle se nettoie facilement et n'est pas chère ; en un mot, c'est un des vêtements le plus propre et le plus commode.

(306) Que la femme ne se laisse pas dominer par la mode qui veut qu'elle aille au bal, ou dans les autres lieux de réunion, décolletée et la taille serrée comme dans un étau ; qu'elle pense avant tout à son enfant, si elle est enceinte, encore à son enfant, si elle nourrit. Qu'elle se souvienne que les suppressions, qui sont si à craindre pour elle, sont inévitables avec ces imprudences.

Coiffure et chaussure.

(307) A voir le travailleur se débarrasser de sa

coiffure qui l'embarrasse, on serait tenté de croire que la tête a été faite pour rester toujours découverte. Nos chapeaux sont, pour la plupart, incommodes; ils compriment la tête et l'engourdissent; ceux de feutre ou de soie sont trop chauds; ils ne laissent pas pénétrer l'air et empêchent la pousse des cheveux; les coiffures imperméables de toile cirée ou autre tissu semblable sont dans le même cas.

(308) Pour éviter les maux de tête et les congestions qu'ils occasionnent, il faudrait se découvrir la tête de temps en temps, pour renouveler l'air emprisonné dessous.

(309) La casquette légère, flexible, est la coiffure la plus commode; l'été, les chapeaux de paille ont l'avantage de protéger la figure contre l'ardeur du soleil. Le bonnet de coton ne convient qu'aux vieillards et aux malades; il est trop chaud et n'est même pas bon pour la nuit.

La coiffure des femmes, beaucoup plus variée que la nôtre, a moins d'inconvénients. Le bonnet léger garantit suffisamment et laisse passer l'air.

Il n'y a pas encore bien longtemps que dans la Normandie on préparait les petites filles à supporter les grands bonnets en leur serrant fortement la tête au moyen d'un bandeau. Cette coutume barbare a disparu à-peu-près, plutôt par suite de l'abandon de ces bonnets hauts et incommodes que pour toute autre cause.

(310) La cravate est plutôt nuisible qu'utile pour celui qui travaille; elle gêne la circulation et la respiration, elle échauffe le cou, et, si par malheur on l'ôte étant en sueur, le mal de gorge est immanquable. Portez-la lâche et étroite; le bon sens a fait justice de ces cols hauts et empesés, de ces cravates larges et raides qui vous tenaient le cou emprisonné.

(311) Les chaussures sont une des parties les plus importantes du vêtement. L'homme arrive par l'habitude à rester les jambes nues pendant les plus grands froids sans aucun danger, pourvu qu'il ait des sabots; l'humidité est beaucoup plus à craindre que le froid, et cet homme qui reste toute la journée sans bas et même sans chaussons ne pourrait pas se tenir sans danger dans la boue avec de petits souliers ou sur la pierre avec des chaussons. Rien n'est plus mauvais que de rester dans l'hiver avec des pantoufles sur la pierre ou dans l'humidité; on n'y fait pas attention sur le moment; plus tard, les douleurs, les rhumatismes vous arrivent : n'en cherchez pas la cause ailleurs. Les sabots sont donc la meilleure des chaussures pour l'hiver. Les personnes qui suent aux

pieds devraient mettre dans leur chaussure des semelles de liége.

(312) Les souliers doivent toujours être larges ; trop étroits, ils sont la cause des cors et des durillons, ils serrent les doigts qui, ne trouvant pas une place suffisante, passent les uns par dessus les autres. Le mélange suivant rend le cuir imperméable et permet de marcher à la rosée ou par la pluie sans craindre l'humidité. On prend : huile siccative (elle se trouve chez tous les peintres), 500 grammes, cire jaune, 60 grammes, essence de térébenthine, 60 grammes, poix de Bourgogne, 15 grammes, essence de bergamotte ou de lavande, 8 grammes ; on fait ce mélange sur un feu doux, puis on met deux ou trois couches sur les souliers.

On a porté, dans un moment, les talons trèshauts ; rien n'est plus gênant pour marcher ; à la plus petite inégalité de terrain, le pied se déverse et il en résulte souvent une entorse toujours douloureuse et longue à guérir.

(313) Les bas de fil ou de coton, selon la saison, sont préférables aux bas de laine, qui arrêtent le passage de la transpiration, et deviennent, à cause de cela, insupportables à ceux qui suent beaucoup aux pieds ; la laine ne convient

qu'aux convalescents, aux vieillards et à ceux qui ne font rien.

Danger de quitter les vêtements chauds aux premières chaleurs.

Il faut se méfier des premières chaleurs du printemps et ne pas quitter trop promptement les habits chauds ; les belles journées du printemps sont souvent payées cher. Le soleil déjà chaud engage à se découvrir, tandis que les matinées et les soirées encore fraîches ne le permettent pas. Cette variation et cette différence de température explique la quantité de rhumes à cette époque, plus nombreux souvent que dans l'hiver.

CHAPITRE III.

DES SOINS DE PROPRETÉ. — La propreté est une vertu, surtout pour la femme. — La propreté, bonne à tout âge, est indispensable pour les enfants. — Des bains. — Propreté et entretien de la maison. — Inconvénients de faire coucher des étrangers dans son lit.— Petits soins de propreté. — Assainissement des chambres mortuaires et des écuries.

La propreté est une vertu, surtout pour la femme.

(314) La propreté du corps a toujours été regardée

comme une des causes qui contribuent, pour une
large part à l'entretien de la santé, parce que la
peau remplit une fonction importante au moyen de
la transpiration. C'est une précieuse qualité que la
propreté, surtout chez les femmes chargées des
soins du ménage, des enfants, de la nourriture et
de l'entretien des vêtements de la famille. L'homme n'apprécie pas assez les travaux de toute nature,
le casse-tête, les veilles prolongées d'une bonne
ménagère. En fait de propreté, on connaît la
femme en entrant dans sa chambre comme on
connaît la maison en voyant la maîtresse : il est
bien rare qu'une personne sale sur elle tienne bien
sa maison.

(1) (326) L'homme s'occupe peu de la direction
intérieure de la maison ; ce n'est pas son affaire.
Partant dès le matin pour ses travaux, il ne rentre
souvent que le soir pour souper et se coucher ;
c'est donc sur la femme que retombent tous les
soins des enfants et du ménage, c'est sur elle que
doit peser le reproche de malpropreté.

(327) Mais pour cela elle doit rester à la mai-

---

(1) Par suite d'une interposition qui coupait un cha-
pitre, les n°s 326 et 327 n'ont pu être placés à leur rang
d'ordre.

son, comme dans la plupart des campagnes, où, en général, le ménage est tenu proprement, pour le peu qu'il y ait d'aisance. Si dans les villes les exigences sont plus grandes, à cause de la cherté des subsistances, qu'elle travaille dans sa maison, dans les moments libres que lui laissent ses occupations moins multipliées qu'à la campagne, où le soin des bestiaux prend beaucoupde temps

La propreté, bonne à tout âge, est indispensable pour les enfants.

(315) Les enfants demandent beaucoup de soins ; il est très-difficile de les tenir propres. Dans le jeune âge, il faut leur laver la tête tous les jours avec de l'eau tiède ; ôtez la crasse qui couvre leur tête, il n'y a aucun danger. Plus tard, peignez-les également tous les jours, c'est le meilleur moyen, avec le lavage, pour chasser les poux ; ne craignez pas de les détruire à mesure qu'ils se montrent. Quelques mères croient encore que c'est un signe de santé et qu'il faut se garder d'en débarrasser les enfants : erreur qui leur fait endurer de cuisantes douleurs, parce que, ne pouvant souffrir cette démangeaison continuelle, ils se déchirent la tête avec leurs ongles. On comprendra l'utilité de la destruction des poux, quand on saura qu'un seul peut produire soixante-dix à quatre-vingts œufs ;

29 *

au bout de six jours, les petits en sortent, lesquels peuvent pondre à leur tour quinze à dix - huit jours après ; ainsi donc, avec une femelle, on aura dix mille poux en deux mois. On les détruit facilement en frottant les cheveux avec une pincée de poudre de propreté (staphysaigre ou cévadille) délayée dans une cuillerée de vinaigre ; le lendemain, après un coup de peigne, il ne restera plus ni poux ni lentes. Plus les cheveux seront courts, plus la destruction sera complète.

(316) Lavez vos enfants une fois par jour par tout le corps, avec une éponge et de l'eau tiède les premiers mois, et plus tard avec de l'eau froide. Le lavage doit être fait promptement, en ayant l'attention de regarder s'ils ne sont pas en sueur ; pour cela, il faut attendre au moins une demi-heure après leur réveil. Quand ils sont propres, contentez-vous de leur laver tous les jours les mains et la figure, tous les huit jours les pieds ; et de temps à autre, faites-leur prendre un bain dans de l'eau échauffée au soleil ; dans l'hiver, faites-la tiédir sur le feu. Pour ne pas les affaiblir, il ne faut pas les y laisser plus de quinze à vingt minutes. Changez-les de bas, de chemises deux fois par semaine.

(317) Plus tard, sans s'assujettir aux mêmes soins, l'enfant, devenu homme, doit se laver les

mains et la figure tous les matins en se levant et
avant de vaquer à ses occupations; il doit se peigner
et se nettoyer la tête également tous les jours.

Des bains.

(318) Les bains ont une importance jusqu'à
présent peu appréciée. Si vous laissez la peau couverte de crasse, la transpiration ne peut avoir
lieu ; vous n'y faites pas attention, parce que vous
ne savez pas que c'est à travers la peau, par la
sueur, que s'opère l'élimination d'une quantité
d'humeurs malfaisantes.

(319) C'est un besoin, une nécessité pour les
ouvriers de certaines industries qui ont le corps
sali, soit par la poussière âcre et irritante de beaucoup de substances, soit par des couleurs, véritables poisons passant dans nos organes au moyen de
l'absorption, soit par des corps gras de toute nature, saletés qui bouchent les ouvertures de la peau
et arrêtent les fonctions salutaires de cet organe.

(320) Ce serait à tort, nous le pensons, qu'on
attribuerait cette indifférence à la malpropreté ; il
faut plutôt en chercher la cause dans la dépense
que nécessiterait la prise de deux bains par semaine ; au prix ordinaire, le produit d'au moins
une journée de travail y passerait. L'initiative qu'a

prise il y a deux ans la ville de Rouen, en établissant des bains chauds et gratuits, ou du moins
à prix très-réduits, a résolu ce problême ; plusieurs cités ouvrières viennent d'imiter Rouen ; le
gouvernement lui-même vient de s'y associer. La
population peu aisée ne pourra donc plus invo-
quer le prétexte de la dépense.

(321) Dans l'été, les bains frais pris à la rivière
ont en outre l'avantage d'être fortifiants, pourvu
qu'ils ne soient pas trop souvent répétés. La sensation qu'on éprouve dans l'eau est douce et bienfaisante, et l'affaiblissement léger qu'on ressent
après en être sorti n'est que passager. Ils diminuent les sueurs en donnant du ton à la peau et
rendent le corps plus dispos.

(322) L'on ne saurait trop recommander aux
baigneurs de ne se mettre dans l'eau qu'après la
digestion terminée, ou au moins trois heures après
avoir mangé, de se jeter un peu d'eau sur la figure, la tête et les épaules, de s'habiller promptement et de prendre un peu d'exercice après le bain.

(323) La prudence recommande également de
ne pas se baigner seul ; des exemples nombreux
d'indispositions subites exigent de prompts secours. Il faut se défier de l'abus des bains, et particulièrement des bains chauds : trop souvent répétés, ils affaiblissent et font perdre l'appétit.

(324) Les bains froids ne sont contraires qu'aux personnes qui ont des battements de cœur ou qui sont sujettes aux crachements de sang et aux étourdissements. Ces personnes doivent se baigner peu souvent et choisir des jours très-chauds.

(325) L'homme de la campagne peut se passer plus facilement de bains, s'il change de linge assez souvent. Les travaux des champs excitent à la transpiration, surtout en été, et produisent une sueur abondante qui nettoie la peau. Il y aurait même danger, pour celui qui travaille fortement, de prendre plus d'un bain chaud par semaine.

Propreté et entretien de la maison.

(328) Aussitôt que les enfants sont levés et habillés, ouvrez toutes les fenêtres pour renouveler l'air des chambres où l'on a passé la nuit. Cette précaution est indispensable pour chasser cet air chargé d'impuretés, et qu'on reconnaît en entrant dans une chambre fermée dans laquelle plusieurs personnes ont passé la nuit. Les couvertures, draps, matelas, doivent être mis dehors au moins une fois par semaine, et les draps changés tous les mois.

(329) Ce sont, du reste, les seules observations qu'il y ait à faire à ce sujet, car chacun sait avec quelle minutie la femme fait son lit; c'est un culte

pour elle ; elle tient à ce qu'il soit propret, coquet, elle en fait un objet de luxe ; en le faisant trop beau, il finit par se trouver dans de mauvaises conditions pour la santé. On en voit qui ressemblent à de véritables montagnes, et dans lesquels on s'enfonce en se mettant dessus ; ces lits donnent un sommeil agité. Les lits de plume ne valent rien ; ils échauffent, affaiblissent les enfants, leur ôtent l'appétit, et rendent les digestions pénibles pour tout le monde. Le crin vaut mieux, et son mélange avec le coton, pour les matelas, a déjà été essayé et sera sans doute adopté partout.

(330) Le linge de corps, pour être sain et ne produire aucune inflammation de mauvaise nature, doit être débarrassé immédiatement des produits de la sueur, des corps gras et de la poussière qui l'ont sali. C'est une mauvaise habitude que de laisser le linge un mois, deux mois dans la crasse, avant de le mettre à la lessive ; il prend une mauvaise odeur, se pourrit et ne se nettoie jamais bien. Il vaut beaucoup mieux, ainsi qu'on le fait dans quelques endroits, laver tous les lundis le linge sale de la semaine, pour en enlever le plus gros ; bien sec, il peut attendre ainsi plusieurs mois avant d'aller à la lessive.

(331) Tout ce qui concerne la nourriture exige la propreté la plus absolue. Rien n'ôte l'appétit,

lorsqu'on est à table, comme la malpropreté des ustensiles de cuisine ; la répugnance est invincible dans ce cas, l'estomac refuse opiniâtrement, et, en forçant cette répugnance, l'indigestion est inévitable.

(332) La femme ne doit se mettre à préparer les repas qu'après s'être coiffée et après avoir lavé ses mains et sa figure ; elle doit être aussi propre chez elle que lorsqu'elle est dehors.

(333) Les vases de cuivre, casseroles, chaudières, etc., quoique étamés, doivent être bannis des cuisines, la plus petite négligence dans leur entretien pouvant causer des empoisonnements. En général, pour éviter tout accident, il faut les vider aussitôt retirés du feu. C'est en refroidissant que le vert-de-gris se forme, surtout avec la graisse ou le vinaigre. Chaque fois qu'on se sert de ces ustensiles, il faut y passer un peu d'eau et les essuyer, non-seulement à cause de la poussière et des toiles d'araignées qui pourraient s'y trouver, mais aussi pour enlever les substances nuisibles qui auraient pu se former par l'humidité ou par défaut de nettoyage.

(334) La terre cuite, le grès, la faïence, la porcelaine, le fer, devraient seuls se trouver dans le ménage ; ils sont sans danger, même étant malpropres.

Inconvénients de faire coucher des étrangers dans son lit.

(335) Quand il s'agit de la santé, de la tranquillité d'une famille entière, la prudence, mère de la sûreté, dit-on toujours, défend d'admettre dans son lit toute personne qui n'est pas de la maison. La facilité avec laquelle on admet les étrangers, dans les campagnes surtout, à coucher avec soi ou les siens ne peut se comprendre. Ne sait-on pas que, de tous les moyens pour attraper de la vermine, pour gagner la gale, des dartres et autres maladies de la peau, c'est le plus certain : la chaleur, développée pendant la nuit, jointe au contact prolongé des membres infectés avec ceux qui sont sains, concourent à rendre la contagion inévitable.

(336) Pour cette raison, on ne doit jamais se servir des draps où a couché un étranger sans les laver. Le galeux qui couche avec quelqu'un, connaissant l'état où il se trouve, s'expose aux plus vifs reproches, reproches qui ne répareront jamais le mal et le tourment qu'il a causés ; car non-seulement celui qui couche avec un galeux la gagnera, mais il la donnera ensuite à toute sa famille.

Petits soins de propreté.

(337) Une foule de petits soins de propreté négligés peuvent devenir la cause de beaucoup d'infirmités et de douleurs. Ainsi, bien des gens deviennent sourds pour avoir laissé se durcir dans les oreilles la matière jaune et grasse qui séjourne à l'entrée. Nettoyez vos oreilles de temps à autre ; il ne faut pas beaucoup de temps pour cela.

(338) Il en est de même pour la bouche. Le scorbut, si commun dans certaines contrées, n'exercerait pas ses ravages, si on voulait se laver la bouche le matin, et même après les repas, avec un peu d'eau fraîche dans laquelle on mettrait quelques gouttes de vinaigre ou d'eau-de-vie.

(339) Et les dents, croyez-vous que si vous preniez ces précautions si simples, vous en auriez autant de gâtées ; les douleurs qu'elles occasionnent sont si insupportables et si vives qu'elles sont caractérisées par la dénomination de rage de dents. Avec un peu plus de soin, les gencives ne seraient pas continuellement enflammées, la bouche ne sentirait pas mauvais.

(340) Lorsque les dents sont bien gâtées et que le nerf est mis à nu, faites-les arracher, vous dormirez tranquille ; dans le commencement, met-

tez dessus un peu de créosote ; de tous les remèdes préconisés, c'est encore le plus sûr pour calmer les douleurs, mais il vaut mieux les cautériser
avec le nitrate acide de mercure, la carie s'arrêtera.

Les engelures et les crevasses sont souvent
causées par la malpropreté ; débarrassez vos mains
et vos pieds de la crasse qui s'y attache. En coupant les ongles des pieds, faites attention de les
couper carrément et pas trop courts.

Assainissement des chambres mortuaires et des écuries.

(341) Les chambres où il est mort quelqu'un
ne peuvent être assainies parfaitement par le renouvellement de l'air ; les miasmes, formés par
un commencement de putréfaction, ne peuvent
être neutralisés ou chassés qu'en les arrosant de
chlorure de chaux liquide ou de chlorure d'oxide
de sodium (liqueur de Labarraque).

(342) Les écuries, les étables, après la mort
des bestiaux, seront assainies de la même manière
et avec plus de précautions, surtout si les animaux sont morts de maladies contagieuses ; dans
ce cas, il est indispensable de détruire, de chasser
des écuries le germe de la contagion. L'opération

suivante, très-simple, très-facile à faire et peu coûteuse, met à l'abri de tout danger nouveau : on prend peroxide de manganèse pulvérisé cent grammes, acide sulfurique cent cinquante grammes, sel de cuisine deux cent cinquante grammes. Après avoir fait sortir les animaux, on place au milieu de l'écurie une terrine de grès vernissée ; on y met le sel et le manganèse, mêlés ensemble, on verse par-dessus l'acide sulfurique, on ferme les portes et les fenêtres, qui ne sont rouvertes que cinq à six heures après. Cette dose suffit pour une écurie de dix à douze chevaux ou vaches. Comme moyen préservatif et de salubrité, ces fumigations sont avantageuses en temps d'épidémie, dans les écuries, étables et bergeries.

CHAPITRE IV.

DES HABITATIONS. — De leur influence sur la santé.— Logements à la ville. — Logements à la campagne. — Division de la maison et ameublement. — Précautions à prendre dans les chambres habitées le jour et la nuit.

De l'influence des habitations sur la santé.

(343) Depuis quelques années on commence à

comprendre l'importance des logements. La société ne voit pas avec indifférence ces misérables taudis où sont pêle-mêle, dans la même pièce, mari, femme et enfants. Quand on pense que cette famille reste huit à dix heures par jour renfermée dans un espace aussi étroit et souvent humide, sans moyens de renouveler l'air; ce n'est pas là cette bonne vie de famille avec ses joies, ses espérances, où chaque membre apporte sa part de gaîté; au contraire, dans ces réduits, chaque nouvel arrivant prend à chacun une part de l'air qui le fait vivre, car, pour vivre, il faut de l'air pur et en assez grande quantité.

(344) Un autre danger n'est-il pas à craindre? Cette nombreuse famille, qui vit dans la même chambre, ne peut-elle pas contracter tout entière la maladie d'un de ses membres, et cela à part l'infection qui résulte des épidémies et que l'encombrement rend plus meurtrières. Ces habitations resserrées, humides et malsaines, contribuent en outre au relâchement de la vie de famille.

(345) La maison doit varier dans ses dispositions, selon qu'elle est à la ville ou à la campagne, selon le genre de vie, d'industrie et le degré d'aisance de ceux qui l'habitent. Malheureusement, l'ouvrier n'a pas le choix de son habitation, il la loue où il la trouve le meilleur marché, le plus

souvent sans s'inquiéter si elle se trouve dans de bonnes conditions de salubrité; il ne pense qu'à l'économie.

(346) Beaucoup disent : Je suis dans une chambre petite, sombre, peu aérée, en un mot considérée comme malsaine, et je ne suis pas malade. Ceux-là ignorent qu'une mauvaise influence n'est pas sensible tout-à-coup, mais que, si elle est répétée tous les jours, elle ruine la santé la plus robuste.

(347) Chacun doit s'occuper, dans le choix de son logement, plutôt des conditions de bien-être que du luxe. Que l'ouvrier sache que pour une misérable économie de quelques francs, il peut perdre sa santé et celle de sa famille; il doit savoir encore que, comme le pain, le bon air est nécessaire à la vie. Examinez donc si les chambres sont sèches, assez grandes et bien exposées, si les plafonds sont assez élevés, si les ouvertures sont larges et bien disposées, et si elles donnent sur la rue ou sur une cour spacieuse, pour que l'air et le soleil puissent y arriver.

Logements à la ville.

(348) A la ville, les propriétaires qui font construire des maisons, les architectes qui en dressent

les plans, au lieu de chercher à avoir, dans un petit espace, beaucoup d'appartements, devraient penser avant tout aux familles qui les occuperont; on ne verrait pas des maisons ressemblant plutôt à des prisons qu'à des logements devant se prêter à toutes les exigences d'une famille.

(349) Les ouvertures doivent être distribuées également dans tout le bâtiment, en haut comme en bas. Le rez-de-chaussée doit être élevé du sol au moins d'un pied au-dessus de la rue, et toujours sur une cave; s'il n'y a pas de cave, on mettra, pour combattre l'humidité, une couche de cailloux et de mâche-fer. Ici, comme la maison doit être habitée par plusieurs familles, il faut que celles qui sont en bas soient, autant que possible, aussi sèchement et aient autant d'air que celles qui occupent le haut. Les cours sont indispensables pour le service commun et pour le renouvellement de l'air. Les maisons ne devraient pas avoir plus de trois étages, à moins que les cours ne soient très-larges, autrement le soleil n'arriverait jamais au rez-de-chaussée, qui serait malsain, ainsi que les cours, qui seraient toujours humides et froides. Les chambres parquetées sont plus saines que celles qui sont carrelées; mais, malgré la diminution des bois, c'est encore du luxe; tout le monde ne peut pas y atteindre. Toutes les

pièces devraient avoir au moins deux larges fenêtres placées en face l'une de l'autre, si c'était possible, ou une fenêtre en face de la porte.

(350) La cuisine doit être séparée des chambres à coucher et les fourneaux placés sous une voûte communiquant, au moyen d'un tuyau, à la cheminée, pour que les vapeurs du charbon soient entraînées au dehors. La construction des latrines demande des soins tout particuliers ; il faut les placer dans l'encognure d'un mur et les isoler des chambres en laissant un vide entre le tuyau et les murs, avec une ouverture aux extrémités pour renouveler l'air. Leur entretien demande beaucoup de surveillance ; la plus petite crevasse donne lieu à des infiltrations qui répandent des odeurs malsaines et dégoûtantes. Le sulfate de fer (couperose verte) est employé avantageusement comme désinfectant : on en jette une certaine quantité entre les murs et le tuyau de conduite.

Logements à la campagne.

(351) A la campagne, celui qui fait construire se passe d'architecte ; sa maison se ressent de ses goûts et de ses habitudes, ses appartements ne sont pas toujours distribués selon les règles d'une

bonne hygiène, mais plutôt selon ses caprices. Ayant de la place, il pourrait s'isoler, et avec un peu de bon sens, il aurait une habitation réunissant toutes les conditions de salubrité désirables.

(352) Ce qu'on peut reprocher à la plupart de ces maisons, c'est une mauvaise distribution, des ouvertures trop petites, des portes ou mal closes ou mal placées, qui laissent passer le froid ou font fumer, des chambres souvent trop grandes et la plupart sans cheminées; quand il y en a, elles sont trop larges, trop creuses, elles ne réfléchissent pas la chaleur et fument presque toutes.

(353) La façade de la maison doit être placée, autant que possible, au levant ou au midi. Les matières pour sa construction doivent être solides, ne pas attirer l'humidité et conserver la chaleur. Le plâtre récemment employé contient les deux tiers de son poids d'eau : c'est une cause d'humidité à l'intérieur des appartements; le mortier de chaux et sable fin vaut mieux. Les briques bien cuites sont préférables aux pierres tendres et surtout aux murs en terre. Le carrelage, souvent placé au niveau du sol et sans cave dessous, donne de l'humidité qui envahit les appartements, les dégrade et les rend malsains. Pour éloigner cette humidité, il faudrait entourer la maison d'un petit fossé

qui isolerait les murs des terres, tout en recevant l'eau des toits privés de gouttières. Ces gouttières coûtent peu à faire établir, et elles ont le double avantage de préserver les murs, les portes et les volets, et de donner la faculté d'avoir de l'eau, en construisant une citerne bien aérée, qui, avec une pompe placée dans la cuisine, donnerait de l'eau sans sortir de chez soi, commodité très-grande, surtout en hiver.

Les caves ne sont faites que pour la conservation des boissons; en aucun cas, elles ne doivent servir d'atelier et encore moins de chambre à coucher.

(354) Les habitations doivent être un peu éloignées des fumiers et des endroits où l'eau croupit. On a exagéré l'influence fâcheuse des fumiers et de leurs eaux. Cependant il ne faut pas laisser de fumier devant la maison, et toutes les eaux sales de la cuisine doivent être conduites au loin, au moyen d'une rigole couverte; car rien n'est dégoûtant comme ces flaques d'eau croupie qui séjournent à la porte d'entrée ou aux fenêtres.

(355) Les fumiers et les eaux de fumiers, au milieu des villes et dans des cours étroites entourées de murs élevés, seraient très-préjudiciables, parce que là les émanations entreraient dans les chambres; mais, dans la campagne, au milieu de cours

spacieuses, plantées d'arbres, ces inconvénients disparaissent, ou du moins n'offrent aucun danger.

(356) Les eaux de fumier ne peuvent être comparées aux eaux pernicieuses de beaucoup de marais qui perdent, à certaines époques, la presque totalité de leur eau par l'évaporation. Le fond de ces marais desséchés laisse sur la vase une quantité considérable de cadavres de poissons, de grenouilles et autres animaux aquatiques qui viennent s'ajouter à la masse des plantes en décomposition. Les miasmes qui s'en dégagent rendent les alentours de ces lieux dangereux par les épidémies, les fièvres de toute nature qu'ils engendrent.

(357) A la campagne, le corps de bâtiment destiné à la famille sera, à moins d'impossibilité, isolé des écuries, bergeries, porcheries, poulaillers, à cause de l'odeur désagréable des fumiers, et non des animaux, dont on n'a rien à craindre. Les bergers couchent avec leurs moutons, les charretiers avec leurs chevaux et ne s'en portent pas plus mal, à moins toutefois que des animaux ne soient atteints de la morve; dans ce cas, il serait au moins imprudent de passer la nuit dans ces écuries, parce que la morve peut se transmettre des animaux à l'homme.

(358) La prudence exige que les fours à cuire,

granges et autres bâtiments soient aussi éloignés, afin que, si le feu y était mis pendant la nuit par imprudence ou autrement, il n'y ait rien à craindre pour les gens de la maison. Depuis l'invention des allumettes chimiques, qu'on ne devrait jamais laisser à la portée des mains des enfants, le feu est beaucoup plus à craindre : c'est une raison pour exercer une surveillance plus active. Les maîtres de maison ne devraient jamais se coucher sans faire une ronde partout où l'on va avec une lumière; ils devraient veiller à ce qu'on ne fumât pas dans les bâtiments où il y a de la paille. Beaucoup d'incendies, dont on a recherché en vain la cause, ont été allumés par une pipe mal éteinte, par une allumette, par du papier qu'on jette encore tout brûlant.

(359) Le danger auquel on est exposé avec les couvertures en paille devrait bien les faire abandonner; par un temps chaud et sec, une flammèche, sortant d'une cheminée, peut mettre le feu à la paille; alors tout s'embrase en un instant, et les secours doivent se borner à garantir les habitations voisines; d'un autre côté, elles offrent à la malveillance la plus grande facilité pour accomplir ses abominables desseins. Ces craintes perpétuelles, on ne les aurait pas avec les toits couverts en tuiles; mais la tuile est chère, beaucoup de

gens ne peuvent en acheter ; ceux qui le peuvent ne doivent pas hésiter à en faire le sacrifice.

(360) Les maisons nouvellement construites, ou dont les murs intérieurs sont fraîchement enduits ou peints, sont malsaines quand on s'y installe trop tôt ; des rhumatismes pour les père et mère, des maladies graves pour les enfants en sont la conséquence. Ce n'est pas en faisant du feu pendant quelques jours qu'on fait sécher le mortier ou le plâtre ; avant qu'on puisse y coucher, il faut six mois pour les murs neufs, un mois ou deux pour les peintures ou les enduits, par un temps sec et en laissant tout ouvert

Les logements sous les toits sont malsains aussi : dans l'été, la chaleur est suffocante, dans l'hiver, on n'est pas beaucoup mieux que dehors. Entre la toiture et la chambre habitée, il faut un grenier pour arrêter l'air et le soleil. C'est un malheur pour celui qui est obligé de coucher dans ces mansardes.

Division de la maison et ameublement.

(361) Chaque maison doit être divisée, d'après le nombre d'enfants, en autant de chambres nécessaires pour séparer les membres de la famille et pour éviter l'encombrement. On voit encore,

dans quelques campagnes, le père, la mère, les enfants, filles et garçons, tous grands, coucher dans la même chambre. A la ville, que les ouvriers malheureux, entassés, fassent ainsi, la misère les y oblige; mais à la campagne, où la place manque rarement, respectez la morale et évitez l'encombrement qui n'aurait pas d'excuse.

(362) Dans l'ameublement de vos chambres, vous négligez souvent l'utile pour des riens, des futilités qui, en les encombrant, servent de refuge aux punaises, aux puces et autres insectes. Si les bois de lit étaient remplacés par des couchettes en fer, on ne verrait plus cette multitude de punaises, sales et dégoûtantes, qui pullulent à leur aise dans les jointures des vieux lits ou des vieux meubles. Pour s'en débarrasser, il faut démonter les couchettes, les laver et mettre dans tous les trous, jointures ou fentes un peu d'un mélange fait avec trente grammes d'huile de laurier, trente grammes d'onguent mercuriel double, et cent-vingt-cinq grammes d'essence de térébenthine. On peut se servir aussi d'eau seconde. L'important est d'en mettre partout où elles peuvent se réfugier, et d'exposer au soleil toutes les pièces ainsi démontées.

Les alcôves devraient disparaître des chambres à coucher, malgré la facilité qu'elles donnent quel-

quefois pour l'ameublement; l'air ne peut circuler et se renouveler facilement; on y respire, par
conséquent, un air impur une partie de la nuit.
Les rideaux de lit fermés ont le même inconvénient; il faut au contraire les ouvrir pendant le
sommeil.

Précautions à prendre dans les chambres habi-
tées le jour et la nuit.

(363) Plus les chambres sont petites, plus on doit
prendre de précautions, car le défaut d'espace et
l'encombrement rendent malsain un appartement
remplissant d'ailleurs toutes les conditions de salubrité désirables, et c'est surtout pendant le sommeil qu'il faut beaucoup d'air, parce que dans la
nuit il ne peut être renouvelé comme dans le jour.
C'est pour cette raison que les chambres à coucher
ne doivent rien contenir, pendant la nuit, qui
puisse contribuer à l'altération de l'air.

(364) Nous croyons qu'il est utile de répéter
ce conseil d'un hygiéniste ancien : « Point de
lampes, point de fleurs, point d'animaux, point
de feu dans les poëles, ce sont les causes principales de la viciation de l'air dans les chambres à
coucher. »

(365) Ne faites donc jamais coucher de chats

ou de chiens dans votre chambre, surtout si elle est petite ; faites attention qu'il leur faut presque autant d'air qu'à vous. Il en est de même des fleurs : la nuit elles laissent dégager beaucoup d'acide carbonique, gaz extrêmement nuisible. L'odeur des fleurs est également mauvaise, elle donne des maux de tête, des éblouissements et des maux de cœur.

(366) De ce que les bergers et les charretiers couchent avec leurs bestiaux, ce conseil pourrait paraître exagéré ; il faut faire attention que de forts courant d'air sont établis dans ces écuries ; il est vrai que dans l'hiver on les bouche en partie, mais dans les grands froids l'air s'altère moins promptement.

(367) Dans les chambres humides, basses et peu aérées, il faut presque toujours du feu, surtout par les temps pluvieux et froids. Les cheminées donnent une chaleur plus douce, plus modérée et moins nuisible que les poëles ; mais ces derniers brûlent moins de combustibles et chauffent mieux ; ils sont, à cause de cela, préférés par les gens peu aisés.

(368) Le poële a d'autres inconvénients. Ne faites pas un trop grand feu ; arrêtez-le aussitôt que vous aurez une chaleur tempérée ; dix à douze degrés de chaleur sont suffisants ; mais pour sa-

voir cela, il faudrait faire la dépense d'un petit
thermomètre qui coûte à-peu-près 1 fr. 50 cent.
Une trop forte chaleur, dans un appartement petit, donne des maux de tête et en sortant dehors
on est plus exposé à s'enrhumer. Ayez soin de
tenir constamment dessus un vase plein d'eau.
Ménagez une petite ouverture dans la partie élevée
de la chambre, que vous ouvrirez et fermerez à
volonté, pour renouveler l'air. Ne fermez jamais
la clef du poële sous prétexte de conserver la chaleur, vous pourriez vous asphyxier.

(369) Ne mettez jamais de feu, braise ou charbon dans votre chambre, à moins qu'il ne soit
placé sous une cheminée; le gaz carbonique qui
se dégage ne trouvant pas d'issue, vicie l'air au
point de le rendre mortel. Il est encore une autre
imprudence que commettent beaucoup de mères
de famille, malgré les accidents terribles qui en
sont la suite, c'est l'habitude qu'elles ont de laisser leurs enfants seuls, près du feu, ou ayant à
leur disposition des allumettes chimiques.

(370) Beaucoup de gens, à la campagne surtout, ne tiendront aucun compte de ces recommandations, en ce qui regarde la manière de
construire et de distribuer leurs maisons. Ils couchent dehors ou dans les greniers et ne s'en trouvent pas plus mal, disent-ils. Ils invoqueront

l'existence de ces populations vagabondes qui, n'ayant pas de gîte assuré, couchent presque toujours dehors; ils citeront les bûcherons, les charbonniers qui vivent dans les bois. Pour vivre ainsi, ces hommes ont dû souffrir, et, s'ils sont parvenus à s'y faire, ce n'a pas été sans danger, car, quoique fort et robuste, il est toujours dangereux de s'exposer à l'air froid pendant toute une nuit.

CONCLUSION.

Je crois avoir atteint le but que je m'étais proposé en prouvant :

1° Que l'homme ne peut être heureux sans la santé, même avec la puissance et les richesses ;

2° Que la moralité, la régularité de la vie, la tempérance dans les travaux comme dans les plaisirs, sont indispensables pour la conserver ;

3° Enfin, que la connaissance des choses qui nous entourent ou qui servent à l'entretien de la vie est nécessaire pour mettre à profit ce qui est utile et éviter ce qui est nuisible.

Je crois en outre avoir suffisamment démontré que nous pouvons éviter beaucoup de maladies en écoutant les avertissements de l'hygiène, qui, comme une sentinelle avancée, nous crie sans cesse : garde à vous !

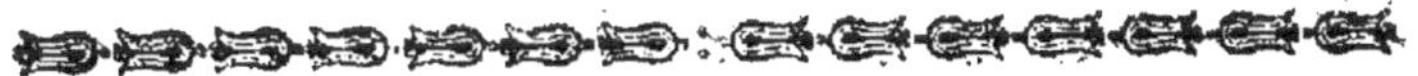

MÉDECINE

DES ACCIDENTS.

CHAPITRE PREMIER.

EMPOISONNEMENTS. — Signes au moyen desquels on reconnaîtra un empoisonnement. — Empoisonnements par les végétaux, champignons, ciguë, ergot de seigle, etc., etc. — Empoisonnements par les minéraux, acides, alcalis, sels de plomb, de cuivre, vert-de-gris, etc., etc. — Facilité de retrouver à présent les traces d'un empoisonnement quelconque.

Signes au moyen desquels on reconnaîtra un empoisonnement.

Toutes les fois qu'une indisposition subite, accidentelle, se manifeste à la suite ou pendant le repas, ou après avoir avalé quelque chose, si, surtout, ce malaise s'aggrave en quelques minutes, il y aura présomption d'empoisonnement; il faut alors faire attention si l'on éprouve quelques-uns des symptômes suivants : odeur infecte avec soulèvements de cœur, saveur âcre prenant à la gorge, aigre ou amère; chaleur âcre au gosier, sécheresse dans toutes les parties de la bouche qui est parfois écumeuse, douleurs plus ou moins aiguës et ayant leur siége dans toute l'étendue du canal digestif, rapports fréquents, hoquet, difficulté de respirer, puis vomissements; enfin angoisses, soif ardente et frissons.

A ces signes, il n'y a plus de doute, il faut sans retard appeler un médecin; s'il est éloigné ou s'il ne peut venir de suite, il faut, en attendant son arrivée, exciter le vomissement en faisant prendre au malade trois ou quatre grains (15 à 20 centig.) d'émétique dans deux ou trois cuillerées d'eau tiède; à défaut d'émétique, on fait boire un peu d'eau tiède et on chatouille le gosier avec la barbe d'une plume. Le succès dépendra de la promptitude qu'on aura mis à faire vomir le malade. Il est facile de comprendre que l'émétique ne peut produire d'effet certain que s'il a été donné immédiatement ou peu de temps après l'ingestion du poison, car ses ravages sont si rapides, que le plus petit retard rend impuissant tous les secours de la médecine.

Pour se mettre en garde contre la plupart des poisons, il est utile de connaître les plus dange-

reux avec leurs caractères et leurs signes principaux.

Empoisonnement par les végétaux.

1° *Champignons vénéneux.* — Le choix des
bons champignons est assez difficile pour celui qui
n'a pas fait une étude approfondie de leurs caractères botaniques, ou du moins qui n'a pas une
bien grande habitude dans leur récolte; la différence qui distingue les bons des mauvais est
pour beaucoup si peu apparente, qu'une simple
indication est tout-à-fait insuffisante. Dans le
doute, il vaut mieux n'en pas manger du tout,
attendu qu'il n'en faut qu'une très-petite quantité
pour donner la mort.

Les espèces les plus dangereuses sont : la fausse
oronge, d'une belle couleur orange, — l'oronge-
souris, — l'oronge blanche, — l'agaric meurtrier,
— l'agaric caustique, — l'agaric bulbeux. Il faut
surtout se défier de ce dernier, qui ressemble assez au champignon de couche; il en diffère par la
tige qui est creuse, tandis que celle du champignon de couche est pleine; ce dernier est rosé en
dessous et se pèle facilement, tandis que dans l'a-
garic bulbeux il n'y a aucune nuance de couleur
et sa peau ne s'enlève pas. On distingue la fausse

oronge de la vraie, en ce que cette espèce vénéneuse a son chapeau d'un beau rouge en dessus,
avec des espèces de points blancs à la volva ou
collier, ce qui la fait paraître mouchetée; elle est
blanche en dessous, ainsi que le pied, tandis que
la bonne oronge est-rouge-orange en dessus, sans
pellicules ni taches, et d'un beau jaune en dessous; le pied est également jaune. Ce sont ces
deux espèces, l'agaric bulbeux et la fausse oronge,
qui causent presque tous les empoisonnements.

En général, on doit rejeter ceux qui se colorent
et noircissent à l'air quand on les coupe ou qu'on
les casse, ceux qui sentent la terre humide, le
soufre ou une mauvaise odeur; ceux qui sont
âcres, amers, acides ou sûrs; ceux qui répandent
un jus blanc et laiteux; enfin, ceux auxquels ne
touchent pas les insectes et les animaux. Ce dernier
caractère n'est cependant pas certain, car on sait
que certaines plantes mangées impunément par les
animaux sont des poisons pour l'homme. Pour
dernière précaution, il faut laisser tremper les
champignons douze heures dans de l'eau vinaigrée; on rejette ce vinaigre qui s'est emparé de
la substance nuisible, s'il y en avait.

Les premiers symptômes d'empoisonnement se
manifestent dans un temps plus ou moins long:
au bout d'une heure, quelquefois plus tard. Ce

sont des coliques, des tranchées, puis des envies de vomir, avec des sueurs froides, une soif extrême ; le malade est abattu et faible au point de ne pouvoir se soutenir. On donnera l'émétique, et après les vomissements de l'eau vinaigrée, ou mieux du jus de citron.

2° *Ciguë*. — Il y en a de quatre espèces. La grande ciguë pousse en abondance le long des haies, dans les endroits où des immondices ont été déposés ; écrasée entre les doigts, elle rappelle l'urine de chat ; il sort de sa racine un jus laiteux et blanc. La tige est grande et ordinairement tachée de plaques rougeâtres, un peu noires.

La petite ciguë est celle que l'on confond le plus souvent avec le persil ; elle est, sous ce rapport, fort dangereuse, et il est toujours prudent d'examiner le persil, surtout quand on ne l'a pas semé et récolté. La tige est petite, souvent violette en bas ; elle pousse dans les jardins et a l'odeur de la grande ciguë.

La ciguë vireuse ou aquatique, ciguë d'eau, est la plus dangereuse de toutes. La feuille a plutôt l'odeur du persil que celle des autres ciguës, et la tige est sans tache. La racine ressemble, à s'y méprendre, au panais ; le jus jaune qui en sort lorsqu'on la casse, et l'odeur puante qu'elle répand sont cependant des signes suffisants pour la reconnaître. Mais si, ne faisant pas attention à ces signes, il s'en trouvait dans le bouillon, ne fut-ce qu'une racine avec les autres légumes, on s'en apercevrait au goût âcre et amer de la soupe ; dans ce cas, il ne faudrait pas hésiter à jeter soupe, légumes et viande.

L'année dernière, on est venu m'apporter deux ou trois morceaux d'une racine cuite ayant toute l'apparence d'un panais, en me disant qu'on ne pouvait manger la soupe, tant elle était amère et mauvaise ; on attribuait cette amertume aux débris qui m'étaient présentés, parce qu'eux-mêmes étaient si mauvais qu'on ne pouvait y toucher. Après un simple examen, je reconnus que cette racine était celle de la ciguë vireuse. Je recommandai de tout jeter ; un chien qui mangea la viande fut presque immédiatement pris de frissons, il était abattu, il éprouvait les premiers symptômes d'un empoisonnement. Les jardiniers devraient faire attention à de pareilles méprises, qu'ils pourraient éviter en détruisant ces plantes vénéneuses dans le sarclage.

Les signes principaux de l'empoisonnement par la ciguë se déclarent une demi-heure ou une heure après le repas : il survient des éblouissements, des vertiges qui ressemblent à l'ivresse ; la vue s'obscurcit ; l'agitation est extrême et ressemble à des convulsions ; la démarche est celle d'un homme ivre. On éprouve une soif ardente ; la gorge et la bouche sont sèches ; les mâchoires se serrent, la respiration est oppressée. Ici encore il faut faire vomir dès que les premiers symptômes se déclarent, en ayant soin de mettre l'émétique dans très-peu d'eau, deux ou trois cuillerées tout au plus. Si le poison a été pris depuis une heure ou deux, il est nécessaire de faire prendre un purgatif, et pour boisson de l'eau légèrement vinaigrée, deux cuillerées à bouche de vinaigre par litre d'eau.

3° La *jusquiame* pousse dans les jardins, dans quelques cours, le plus ordinairement dans les endroits où des immondices ont été déposés ; les feuilles sont grandes, cotonneuses, velues et d'un vert pâle ; les fleurs sont assez grandes, d'un blanc sale. La racine est épaisse, blanchâtre et ressemble au panais. C'est avec cette racine que, dernièrement, neuf personnes se sont empoisonnées. La méprise est d'autant plus difficile à reconnaître que ces racines n'ont pas, comme celles de la ciguë, de saveur âcre et amère ; c'est à la feuille qu'il faut faire attention.

4° La *belladone* est plus rare et ne vient que dans certaines contrées, de préférence dans les bois et sur le bord des fossés. Elle est haute de deux ou trois pieds ; les feuilles sont d'un vert sombre et vif, assez grandes et ovales ; les fleurs sont d'un rouge sale ; les fruits sont des baies rondes comme une petite boule, qui noircissent en mûrissant. Leur ressemblance avec certaines espèces de cerises cause malheureusement, parmi les enfants, beaucoup d'empoisonnements. Toutes les parties de cette plante sont très-vénéneuses.

5° La *digitale*, beaucoup plus commune que la belladone, vient dans tous les pays. Sa tige est élevée de trois à quatre pieds et simple ; les feuilles grandes, sont longues, ovales, molles, velues, grisâtres en dessous, vertes en dessus ; les fleurs sont longues, grosses, ce qui leur a fait donner le nom de godets ; elles sont disposées en épi long et placées sur le même côté. Les feuilles, la seule partie de la plante employée, sont très-dangereuses, prises en grande quantité ; quelques charlatans en font un spécifique et les donnent par poignées, aussi arrive-t-il de très-graves accidents aux gens trop crédules qui se mettent entre leurs mains. A haute dose, elle donne des coliques et des nausées suivies de vomissements, puis des douleurs dans l'estomac et les intestins, et enfin des selles fréquentes et continuelles Dans l'empoisonnement par ces plantes, lorsqu'il est trop tard pour chasser le poison par le vomissement, il faut faire prendre au malade du café à l'eau, ou, à son défaut, du vin ou de l'eau-de-vie.

6° *Ergot de seigle, seigle ergoté.* — Les cultivateurs ont pu remarquer sur quelques épis de seigle, au moment de leur maturité et à la place d'un grain, une végétation à peu près de la même forme, mais trois fois plus longue et ressemblant un peu à l'ergot d'un coq; c'est l'ergot de seigle. La formation de cette singulière et dangereuse excroissance peut s'expliquer ainsi : Le germe du grain n'ayant pas été fécondé, jouit malgré cela de la vie; il se forme alors une espèce de champignon qui prend sa place, grossit et atteint la longueur de cinq à six lignes. Il a une couleur grisâtre et sent le moisi; il est commun dans les années humides et pluvieuses. Le pain fait avec ce seigle est très-dangereux, quoique la fermentation qu'il subit en le faisant détruise un peu l'action vénéneuse de l'ergot. Dernièrement, une famille entière est tombée malade après avoir mangé du pain contenant beaucoup d'ergot. Les premiers symptômes se déclarent par un malaise et des frissons; il survient un assoupissement continuel; les mains et les pieds deviennent raides. Ordinairement, de l'eau vinaigrée ou de la limonade au citron suffisent, lorsque la quantité qui se trouve dans le pain est peu considérable. On comprendra qu'il est important d'examiner le seigle, soit sur pied, soit avant de le faire battre, et de retirer l'ergot, qu'on pourrait vendre pour l'usage de la médecine.

Comme l'ergot de seigle, l'ivraie ou zizanie peut donner lieu à des accidents ; en assez grande quantité dans le pain, elle cause des étourdissements qui ressemblent à l'ivresse, des envies de vomir et des maux de tête. A ces signes, il faut laisser ce mauvais pain, les accidents cesseront d'eux-mêmes. L'ivraie est bien connue des gens de la campagne ; elle a deux ou trois pieds de haut, les graines sont assez grosses et allongées. En mettant dans un four assez chaud le blé qui contient de l'ivraie, on enlève à cette graine ces propriétés malfaisantes.

7° La *noix vomique* peut donner lieu à quelques accidents, parce qu'elle est employée pour détruire les animaux nuisibles ou pour prendre des corbeaux ou corneilles ; dans ce cas, si on mange de ces oiseaux sans avoir eu la précaution de les vider immédiatement, ils peuvent faire du mal. Cette dernière remarque s'applique également aux poissons pris avec la coque du Levant ; aussi punit-on sévèrement ceux qui s'en servent.

On vend ordinairement la noix vomique râpée ; elle est alors en petits grains gris, noirâtres, ayant l'apparence de la corne; elle est dure et très-amère. Les caractères particuliers de cet empoisonnement sont des tremblements avec abattement, accompagnés de mouvements convulsifs, des sueurs, des défaillances et des vomissements; ce sont surtout les soubresauts marqués par des temps d'arrêt qui distinguent les effets de la noix vomique. Dans les cas d'empoisonnement prémédité ou commis par erreur, je conseille de faire prendre de suite deux grammes de kermès, dix centigrammes d'émétique, trente grammes de sirop de Nerprun dans soixante grammes d'eau; un quart-d'heure après, on fait prendre un peu de lait (1). Si au lieu de se calmer les symptômes s'aggravent, on en fera prendre une nouvelle dose.

---

(1) Le contre-poison que j'indique pour la noix vomique est nouveau et pourrait paraître hasardé. Dans un mémoire présenté en 1850 à la société de pharmacie de Paris et qui a été l'objet d'un rapport spécial, j'indique les expériences que j'ai faites sur des chiens empoisonnés par cette substance ou la strychnine qui en est extraite. Ce n'est qu'après bon nombre de faits qui se sont passés sous mes yeux que j'en ai fait connaître les résultats.—Pour se défaire des chiens errants ou qu'on suppose enragés, on leur jette des boulettes de noix vomique ou de strychnine; il peut se faire que des chiens, auxquels on tient beaucoup se trouvent em-

8º Les *cantharides,* ou mouches cantharides, ne donnent lieu à des accidents que par l'usage criminel qu'on en fait sur leur réputation d'exciter des désirs vénériens. Mais, qu'on le sache bien, toutes ces histoires sont exagérées, cette propriété, fut-elle vraie, ne saurait avoir d'action sans que de violents symptômes d'empoisonnement se manifestassent et détruisissent par conséquent l'effet qu'on en attendait. Lorsque leur inutilité, dans ce cas, sera bien démontrée, on ne verra plus de jeunes gens exposer leur honneur et leur vie pour une action aussi criminelle, quel qu'en soit le résultat, et que la plupart commettent sans en connaître le danger. Les personnes qui ont avalé des cantharides ressentent immédiatement un sentiment de brûlure à la gorge et dans tout le canal; la soif est extrême ainsi que l'agitation, qui est suivie de délire. Après avoir fait vomir les ma-

poisonnés ainsi. On est certain de les sauver si, dix minutes, un quart-d'heure après avoir avalé le poison, on leur fait prendre quatre grammes de kermès, numéro 1, quarante centigrammes d'émétique, soixante grammes de sirop de Nerprun dans cent vingt grammes, d'eau en deux fois, à un quart-d'heure d'intervalle et ensuite un peu de lait.

lades, on leur donnera du vin ou du café et même du rhum.

Empoisonnements par les minéraux.

9° *Acides.* — L'huile de vitriol, l'eau forte, l'esprit de sel, etc., ainsi que le bleu en liqueur préparé avec de l'indigo et de l'acide sulfurique, ne peuvent guère être pris par méprise, à cause de leur action brûlante et corrosive; quelques gouttes versées dans la bouche y produisent une sensation de brûlure violente. Peu de temps après avoir avalé ces acides, des vomissements abondants surviennent; les matières vomies bouillonnent sur le carreau : à ce signe on reconnaît de suite la cause de l'empoisonnement. Dans ce cas, il faut se garber de donner l'émétique, mais seulement provoquer le vomissement avec la barbe d'une plume. On fera prendre ensuite, à plusieurs reprises, quatre grammes ou une cuillerée à bouche de magnésie calcinée dans un verre d'eau ; le bi-carbonate de soude peut être employé aussi ; à leur défaut, on aura recours à la craie, qu'on délaiera dans de l'eau sucrée ; enfin, un verre de bon vin dans du bouillon chaud complètera le traitement.

10° *Alcalis.* — L'ammoniaque liquide, la potasse, la soude, ainsi que la chaux vive, produisent dans la bouche une saveur âcre, urineuse, caustique, et dans la gorge une saveur brûlante ; il faut faire prendre immédiatement deux ou trois litres d'eau vinaigrée (un demi-verre de vinaigre par litre d'eau).

11° L'*eau de javelle*, employée pour détacher le linge, a une odeur désagréable, piquante et suffocante qui la fera reconnaître facilement ; au goût, elle est âcre et brûlante. Quoique dangereuse, il en faudrait de grandes quantités pour donner la mort. J'ai constaté dernièrement la présence de l'eau de javelle dans de l'eau-de-vie de marc qui m'avait été apportée par suite de vomissements réitérés qu'elle avait occasionnés.

12° Le *sel d'oseille* employé pour enlever les taches d'encre et de rouille, l'acide oxalique, appelé aussi acide de sucre, servant à nettoyer le cuivre, sont dangereux, et surtout l'acide oxalique, qui a une saveur d'abord sucrée, et qui, pour cette cause, tromperait plus facilement. Aux personnes qui en auraient avalé par erreur ou autrement, il faut faire prendre, délayée dans l'eau, de la magnésie, du bi-carbonate de soude ou de la craie.

13° Le *cobalt*, ou *mort aux mouches*, appelé ordinairement mine de plomb, est sous la forme d'une poudre d'un gris noirâtre, qu'on met dans des assiettes avec de l'eau, du miel ou du sucre, pour détruire les mouches; cette substance, mise à la portée des enfants, peut occasionner des em- poisonnements. L'impossibilité de détruire toutes ces mouches, ainsi que le danger qui peut résulter de ce mode de destruction devrait le faire abandonner. De la magnésie calcinée ou du carbonate de fer gélatineux sont le contre-poison qu'il faut donner aux enfants qui en auraient avalé.

14° *Sels de plomb.* — L'extrait de saturne, le sel de saturne, la céruse, ou blanc de plomb, le minium, la litharge, etc., sont tous très-dangereux. Les empoisonnements par les sels de plomb sont de deux sortes : ceux produits par la malveillance ou par imprudence, et ceux produits par ces mêmes sels sur les ouvriers qui les emploient dans les arts. Pour les premiers, il n'y a guère que le sel de saturne cristallisé et l'eau blanche préparée avec l'extrait de saturne qui puisse donner lieu à des erreurs. Le sel de saturne a, en le mettant sur la langue, une saveur sucrée qui peut tromper les enfants ; l'eau blanche pourrait être bue pour du lait coupé. Après avoir fait vomir le malade, on lui fera prendre trente à quarante grammes de sel de Glauber dans de l'eau tiède et après plusieurs verres d'eau également tiède ; le lait convient aussi, mais il faut ne le donner qu'après le sel de Glauber.

Quant aux empoisonnements causés par l'absorption de ces substances, c'est-à-dire lorsque
les sels de plomb pénètrent lentement à travers
les pores de la peau ou par la respiration, ils sont
beaucoup plus nombreux. Nous en avons parlé
aux maladies causées par certaines professions,
page 289.

16° La vente de l'arsenic étant sévèrement in-
terdite, les empoisonnements par cette substance
deviendront de moins en moins fréquents. On le
livre dans le commerce à l'état d'acide arsénieux
en poudre; cette poudre est blanche, ressemble
assez à la farine, quoique beaucoup plus lourde;
sa saveur, légèrement âcre et styptique, n'est pas
aussi caractérisée qu'on le suppose, puisqu'on peut
en avaler sans s'en apercevoir. Ce qui vient de se
passer à Paris, dans l'affaire Aymé, ne le prouve
que trop : plusieurs petits gâteaux, contenant une
dose d'arsenic suffisante pour causer la mort, ont
pu être mangés par diverses personnes, et cela,
dans un intervalle assez long pour que les premières aient eu le temps d'avertir les autres, si
elles s'en étaient aperçues. La ressemblance de
l'arsenic avec d'autres poudres en usage dans la
cuisine, avec le sucre en particulier, a toujours
été choisi, de préférence aux autres poisons, par
la malveillance.

Peu après qu'on l'a avalé, il se produit une vive irritation dans le canal alimentaire, puis les vomissements arrivent avec des selles accompagnées de coliques. Le malade tombe dans un abattement complet ; il devient livide et se trouve mal à chaque instant. Sans perdre un instant, il faut se procurer soit de l'hydrate de peroxide de fer gélatineux, soit de la magnésie calcinée qui, d'après de récentes expériences, réussit mieux ; on fait prendre la magnésie à la dose d'une cuillerée à bouche toutes les cinq minutes dans un verre d'eau. Il faut un demi-kilo de peroxide de fer dans deux litres d'eau, qu'on fera prendre par verres toutes les dix minutes, en agitant la bouteille.

17° *Vert-de-gris*. — Le cuivre est peut-être le métal qui donne lieu au plus grand nombre d'accidents. Tous les composés du cuivre sont dangereux ; toute liqueur d'un beau bleu, toute substance plus ou moins bleue, doit inspirer de la défiance, si, surtout en y ajoutant un peu de potasse, de soude, d'alcali volatil ou même des cendres, la couleur bleue devient plus vive et plus belle. Nous disons tous les composés du cuivre, car le cuivre à l'état de métal pur est tout-à-fait inoffensif ; on a vu des enfants avaler des petites pièces de monnaie et ne pas en être dérangés du tout. Il en est de même de la plupart des métaux ;

l'argent, l'or, le plomb, le zinc, le mercure, etc., ne sont pas dangereux à l'état métallique; mais il n'en est pas de même lorsqu'ils sont combinés avec des acides ou d'autres agents.

Le séjour des aliments dans certains vases, et particulièrement dans ceux de cuivre, donne lieu à de fréquents empoisonnements. Nous avons déjà dit, aux soins de propreté, que la négligence dans leur entretien pouvait devenir funeste, et que, pour cette raison, il ne fallait pas s'en servir. Le fer étamé ou la fonte recouverte intérieurement d'une espèce d'émail ne donne aucun mauvais goût aux aliments.

La préparation des cornichons se fait presque toujours dans le cuivre et avec la chaleur, afin de les obtenir d'un beau vert. Quand on ne peut les préparer soi-même, il faut les prendre d'un vert tendre; ceux-là étant faits à froid, il n'y a rien à craindre.

Il arrive souvent des empoisonnements avec des mets préparés et laissés trop longtemps dans les casseroles de cuivre; on voit alors une famille entière prise de coliques, de vomissements, pendant ou peu après le repas; un tremblement se manifeste dans tous les membres, des sueurs abondantes surviennent. Après avoir excité les vomissements, mais sans émétique, s'il est possible, on fera boire aux malades de l'eau sucrée dans laquelle on aura battu deux ou trois blancs d'œuf par litre ; cette boisson sera donnée en abondance.

Quelques substances, quoique non vénéneuses, peuvent donner la mort, si on les avale ; mais elles agissent alors mécaniquement, c'est-à-dire qu'elles déchirent les intestins ou qu'elles s'arrêtent en chemin. Ainsi, le verre pilé est regardé à tort comme un poison, il ne fait du mal que par les déchirures qu'il occasionne s'il est en morceaux trop gros. La seule chose à faire est de gorger le malade de soupe épaisse, afin d'envelopper ces pointes qui, sans cette précaution, occasionneraient des souffrances inouïes.

Facilité de retrouver à présent les traces d'un poison quelconque.

Autrefois, il eut été dangereux de parler de ces substances vénéneuses, alors que les moyens d'investigation étaient incertains et ne pouvaient établir de preuves convaincantes ; mais à présent non-seulement le poison peut être toujours retrouvé, mais recomposé de manière à ne laisser aucun doute, et souvent avec tous ses éléments de destruction. Que ceux qui auraient quelques desseins criminels le sachent donc bien, rien n'est plus facile aujourd'hui que de retrouver ces poisons, et le crime, restât-il plusieurs années impuni, que par l'analyse du corps de la victime, on prouverait la cause de la mort

Toutes les substances dangereuses dont on se sert, soit comme remède, soit pour le besoin de sa profession, doivent être soigneusement enfermées, afin que les enfants ou des personnes étrangères à la maison ne puissent y toucher. Tout ce qui peut être la cause de quelque malheur, soit par erreur ou autrement, le bleu en liqueur, l'eau de javelle, le sel d'oseille, les préparations de plomb, de mercure ou d'arsenic, doit être mis sous clef.

CHAPITRE II.

ACCIDENTS. — Morsures de vipères et piqûres d'abeilles. — Blessures, meurtrissures et piqûres. — Panaris. — Brûlures. — Chutes.

Morsures de vipères et piqûres des abeilles.

La vipère se distingue assez facilement de l'inoffensive couleuvre; elle est beaucoup moins longue et en général moins grosse ; sa tête est aplatie en cœur et large, plus plate que celle de la couleuvre avec deux bandes noires apparentes en forme de V ; une autre particularité facile à saisir à la première vue, c'est que la vipère a le corps d'une égale grosseur dans presque toute sa longueur ; elle n'a guère que de quarante à cinquante centimètres de long ; elle est commune dans le midi de la France, dans les autres contrées on ne voit que la couleuvre. La vipère est timide, elle se tient dans les endroits cachés et se sauve toujours lorsqu'on l'approche. La morsure (et non la piqûre, comme on le croit généralement) est faite au moyen de deux dents en forme de crochet ; elle est dangereuse, beaucoup plus cependant pour quelques animaux, les chiens particulièrement, que pour l'homme. Le venin déposé dans la plaie cause de suite une inflammation qui se propage rapidement ; aussi pour l'arrêter, faut-il aussitôt lier fortement avec une jarretière, un ruban, une ficelle même, la jambe ou le bras au-dessus de la morsure ; ensuite laver la plaie et la faire saigner, en la comprimant en tous sens, puis appliquer dessus de l'alcali, ou, ce qui vaut mieux, la cautériser avec la pierre infernale ou une pointe de fer chauffée au rouge ; des compresses d'eau sédative sur la plaie diminuent l'inflammation.

Après cette opération, on boira cinquante à soixante gouttes d'alcali dans deux ou trois verres d'eau. Pour parer à ces accidents, les chasseurs devraient toujours avoir dans leur carnier un petit flacon d'alcali pour eux ou leurs chiens.

Les piqûres d'abeilles ou de guêpes produisent également une inflammation, mais qui n'est que passagère et sans danger ; quelques gouttes d'alcali ou d'eau sédative en arrêtent le progrès. Si les piqûres isolées ne sont pas à craindre, il n'en est pas de même lorsqu'on est poursuivi par un grand nombre de ces mouches ; dans ce cas, la mort en est souvent la suite. On a vu des animaux poursuivis par des abeilles succomber promptement : il est donc prudent de défendre aux enfants de s'approcher des ruches.

Blessures, meurtrissures et piqûres.

Les blessures faites par des instruments arrachants ou déchirants sont toujours plus longues à guérir que les coupures ou piqûres, parce que dans les premières il y a désorganisation et souvent perte de substance, que la suppuration qui arrive et qui a lieu sur une large substance augmente encore. Dans la plupart des cas, lorsque les tendons nerveux ou les organes essentiels à la vie ne sont pas attaqués, les blessures n'offrent aucune gravité, si l'on prend les précautions les plus simples; mais qu'arrive-t-il? au lieu de rester tranquille, de se coucher ou seulement de rester assis, ou bien de se mettre le bras en écharpe, si le mal est au bras, le blessé marche ou travaille comme s'il n'avait rien; l'inflammation augmente et s'étend; au bout de deux ou trois jours, il faut s'arrêter, des élancements douloureux se font sentir dans la plaie, la suppuration, qu'il aurait été si utile d'empêcher, paraît et cette blessure légère, qui n'aurait demandé que trois ou quatre jours de repos pour se cicatriser, peut occasionner une perte de travail de plusieurs mois. Quand la blessure, coupure ou déchirure est légère, il faut mettre dessus, ou même dedans, après l'avoir laissé saigner, du baume de Commandeur, c'est le remède par excellence; il empêche ordinairement la suppuration; puis, avec du sparadrap, on réunit les chairs afin de laisser le moins de traces possible.

Si le sang s'échappe de la blessure en abondance et depuis un peu de temps, c'est qu'il y a une artère de coupée. Sans perdre de temps, il faut essayer de la lier; pour cela, on la tord avec une petite pince ou, à son défaut, avec les doigts, puis on la lie avec du fil ciré ou graissé. La coupure d'une artère se reconnaît facilement aux flots de sang qu'elle répand.

Pour les meurtrissures, contusions, entorses simples, on mettra des compresses d'eau blanche et d'alcool camphré (trois parties d'eau blanche et une d'alcool camphré). Ces compresses seront renouvelées toutes les dix minutes; l'eau sédative peut remplacer ce mélange avec avantage.

Les piqûres, quelques cas exceptés, ne sont rien, quand on a le soin de retirer ce qui les a produites, bois, épines, aiguilles brisées ou autre chose; il est nécessaire de s'en assurer si l'on veut éviter l'inflammation et la suppuration. Rien n'est douloureux comme les échardes (petits éclats de bois) qui entrent sous les ongles; malgré la douleur, il faut les retirer immédiatement.

Panaris.

Le panaris, mal blanc, mal d'aventure, tourniole, vient presque toujours à la suite de piqûres, morsures, contusions, échardes (bois qui entre sous les ongles), ou encore à la suite de coupures faites avec des instruments malpropres; l'arrachement de la peau autour des ongles peut l'occasionner aussi. Avec ces causes, il faut encore une disposition à le contracter, dont l'influence existe comme pour d'autres maladies.

Le panaris est, de tous ces petits maux, comme on les appelle, celui qui fait le plus souffrir. Les douleurs sont lancinantes, avec des élancements que, du reste, on ressent toutes les fois qu'il y a une grande inflammation et formation de pus ou de matière ; souvent l'irritation se propage de la main jusqu'à l'épaule. On peut prévenir et faire avorter le panaris : il faut d'abord, lorsqu'on se pique, regarder avec attention s'il ne reste rien dans les chairs ; lorsqu'on se coupe, il faut bien laver la plaie et mettre dedans quelques gouttes de baume de Commandeur ; ensuite il ne faudrait pas fatiguer la partie blessée. Si, malgré ces précautions, il se développe de l'inflammation, du gonflement, on tient la partie malade dans la neige ou dans la glace pilée pendant une heure ou deux ; si la neige ou la glace manque, on la remplace par un mélange de cinquante grammes esprit de sel et soixante-cinq grammes de sel de Glauber en poudre, qu'on renouvelle lorsque le froid produit n'est plus assez fort. On pourrait employer encore, mais avec moins de succès, l'eau sédative ou l'eau blanche mélangée d'alcool camphré. Si, malgré ces moyens, on n'a pu l'arrêter, on percera le mal aussitôt qu'il blanchira, et on le pansera avec l'onguent de la mère pendant quelques jours, puis avec la pommade camphrée.

Brûlures.

Les brûlures peuvent être très-légères ou très-graves ; elles varient depuis la plus simple rougeur jusqu'à la réduction des chairs à l'état de charbon et la dénudation des os ; entre ces deux degrés extrêmes viennent se placer les brûlures avec des vésicules ou ampoules remplies d'eau séreuse : ces brûlures sont produites ordinairement par de l'eau bouillante, du lait ou du bouillon en ébullition ; viennent ensuite celles où la peau et les chairs sont détruites à une distance plus ou moins profonde. Quoique très-simples, elles déterminent souvent de violentes douleurs, d'autant plus vives que la surface en est plus étendue. Pour les brûlures simples, immédiatement après l'accident, on enlèvera les vêtements avec beaucoup de précaution, en les coupant, s'il est nécessaire, pour ne pas déchirer la peau ; on percera l'ampoule pour l'écoulement de la sérosité. Comme le traitement consiste ici à arrêter l'inflammation et à calmer les douleurs, on mettra dessus tout ce qu'on aura sous la main de très-froid, de la glace, de l'éther, de l'encre ; les pommes de terre rapées, employées dans quelques pays, donnent peu de soulagement ; l'eau blanche ou de Goulard vaut mieux; sous son influence l'inflammation diminue. Le malade tiendra autant que possible la partie brûlée dans ces liquides, ou il appliquera dessus des compresses rafraîchies souvent.

Lorsque la peau est détruite et les chairs attaquées, ces moyens ne suffisent plus. Si la peau seule est enlevée, on peut se contenter de mettre dessus une couche de coton cardé assez épaisse, de manière à priver la plaie du contact de l'air ; on l'y laisse jusqu'à la guérison ; il tombe seul avec les croûtes. La litharge et l'huile d'olives amènent une prompte cicatrisation, mais le mélange suivant me paraît préférable : eau de chaux et huile d'amandes douces ou d'olives, de chaque parties égales, extrait de saturne, quelques gouttes. Ce liniment peut être mis soit sur du coton, soit sur du papier brouillard ; le papier brouillard est renouvelé cinq à six fois dans la journée ; le coton, au contraire, reste à demeure, mais on l'humecte souvent avec le mélange ci-dessus. Il arrive assez souvent que les gens de la campagne ne se dérangent qu'après plusieurs jours ; on a affaire alors à une plaie ordinaire, plus ou moins grave, qu'il faut faire sécher.

Les brûlures profondes sont toujours dangereuses chez les enfants, si surtout elles sont larges. La douleur vive causée par l'action de la

chaleur sur une large surface peut déterminer la
mort; l'épuisement causé par une suppuration
trop abondante peut l'amener aussi. Le plus souvent, lorsqu'il y a destruction, perte de substance,
les brûlures laissent des cicatrices difformes et
des membres estropiés, surtout lorsque les panse-
ments n'ont pas été bien dirigés. Que de malheurs,
que d'infirmités causés par l'imprudence des parents qui laissent des enfants pouvant marcher à
peine, seuls près du feu, à côté de marmites ou
chaudières contenant de l'eau ou du bouillon en
ébullition. Si encore, l'accident arrivé, ils s'em-
pressaient d'y porter remède!

Chutes.

Les chutes les plus graves ne sont pas toujours
les plus dangereuses; un membre démis ou cassé
est un grave accident sans doute, mais, si on y apporte les soins nécessaires, il ne laisse rien à
craindre pour les suites. Les chutes dont il faut
particulièrement s'inquiéter sont celles qui, sans
avoir causé ni fracture ni blessure apparente, ont
contusionné ou lésé quelque organe interne;
celles-là, malgré quelques malaises, quelques douleurs, on les néglige, ou, pour mieux dire, on ne
fait rien. L'inflammation augmente, le sang s'y

porte en abondance, et, pour avoir voulu éviter
une saignée ou des sangsues, l'ouvrier s'expose à
rester plusieurs mois au lit. Comme mesure de
prudence, pour le peu que la chute présente de
gravité, nous recommandons la saignée ou les sangsues avec quelques tasses d'infusion de vulnéraire ou d'arnica. Beaucoup de ces accidents sont
dûs à l'imprévoyance des ouvriers; ils oublient
trop souvent que la prudence est la mère de la
sûreté : l'habitude qu'ils ont d'exposer leur vie
leur fait négliger les précautions les plus simples.

CHAPITRE III.

SECOURS A DONNER AUX ASPHYXIÉS.

ASPHYXIE. — Signes de la mort. — Des différentes
espèces d'asphyxie.

Asphyxie, signes de la mort.

L'asphyxie est une mort apparente, provenant
primitivement de la suppression de la respiration.
Les premiers signes sont une gêne dans les organes respiratoires : des efforts volontaires ou

instinctifs sont faits comme pour élargir la poitrine, le besoin de respirer devient plus pressant, puis arrivent l'affaiblissement général et la perte de la connaissance. Un peu plus tard, la respiration cesse complètement et l'immobilité est absolue; à ce moment la figure est rouge-violette, ainsi que les mains et les pieds; enfin la circulation s'arrête. La chaleur du corps et la mollesse des membres distinguent seules cet état de la mort bien caractérisée.

Voici les signes de la mort : Absence de la circulation du sang et de la respiration (au moyen d'une glace placée devant le nez, il est facile de voir si la respiration est complètement arrêtée); raideur très-marquée de tous les membres, front ridé, yeux enfoncés, lèvres pendantes, pommettes des joues saillantes, couleur de la peau plombée, obscurcissement du globe de l'œil, froid glacial, insensibilité complète aux piqûres ou incisions. Cependant on peut encore se tromper à ces signes, car il n'y a de véritable signe de mort que la putréfaction ; c'est pour cela qu'on ne permet les inhumations de personnes mortes par asphyxie ou subitement qu'au bout de quarante-huit heures.

Des différentes espèces d'asphyxie.

L'asphyxie a lieu le plus souvent par submersion (les noyés) et par strangulation (les pendus); il y a encore l'asphyxie des nouveaux-nés et l'asphyxie par des gaz délétères, c'est-à-dire des gaz au milieu desquels il est impossible de vivre. Les plus dangereux de ces gaz sont ceux qui se dégagent des fosses d'aisance et de certains égoûts; tantôt c'est de l'acide carbonique, le plus souvent de l'acide sulfhydrique ou hydrogène sulfuré. L'asphyxie par le charbon enflammé est due au dégagement de gaz carbonique dans un appartement petit et fermé hermétiquement.

Aussitôt que le noyé est retiré de l'eau, il faut lui ôter ses vêtements et le coucher sur le dos, un peu tourné sur le côté droit. On le penche pour faire écouler l'eau qui a pu rester dans la bouche et dans la gorge; mais il faut bien se garder de le suspendre par les pieds : cette ancienne coutume fait mourir le noyé, s'il ne l'est déjà. On le réchauffe le plus promptement possible, soit avec des briques, soit avec des fers à repasser chauffés convenablement; on le frictionne avec de la flanelle chaude et sèche ou enduite d'un mélange d'huile camphrée et d'alcali volatil; on peut se servir encore d'eau sédative ou d'alcool camphré;

on lui fait respirer en même temps du vinaigre
radical, ou de l'éther, ou de l'alcali. Enfin, si ces
moyens ne réussissent pas, on lui insufflera de
l'air dans les poumons, soit de bouche à bouche,
soit avec un tube ou un petit tuyau de quelques
pouces de long, qui sera introduit dans la bouche;
on pourra même se servir d'un soufflet; il faut
souffler doucement, par intervalles, pour qu'il n'y
ait point de danger. Le tabac a été vanté comme
spécifique en lavement : il est utile, à la vérité,
mais il ne faut pas en mettre plus de cinq grammes
par lavement, avec une pincée de sel de cuisine.
Pour les pendus, après avoir coupé la corde, on
essayera de rétablir la respiration par les mêmes
moyens que pour les noyés.

D'après un préjugé qui disparaîtra bientôt, il
faut l'espérer, on laissait les noyés les pieds dans
l'eau, les pendus attachés à leur corde, et on allait
prévenir l'autorité, sans s'inquiéter s'ils existaient
encore. A moins pourtant qu'il ne sente mauvais,
l'asphyxié sera soumis promptement aux soins
indiqués.

L'affection qu'on désigne chez les nouveaux-nés
sous le nom d'asphyxie, est faussement nommée;
c'est bien un état de mort apparente, mais produit par une syncope, et pas autre chose. L'enfant
est très-pâle, ses lèvres sont décolorées; toutes

les parties de son corps sont flasques; ses membres sont pendants et sans mouvement. La première chose à faire est d'enlever les saletés qui remplissent ordinairement la bouche, puis on insufflera de l'air de bouche à bouche, doucement et par intervalles. Des frictions avec de la flanelle sèche et chaude seront faites sur le dos en le tenant sur le côté, la tête un peu penchée; ensuite on le mettra dans un bain chaud dans lequel on aura mis un peu de vin. Au lieu de frictions sèches, on peut les faire avec du vin.

L'asphyxie par le charbon est due au gaz acide carbonique. Lorsqu'on brûle du charbon dans un appartement bien fermé et sans cheminée, l'acide carbonique qui se dégage pendant la combustion corrompt l'air au point de le rendre mortel. Quelques personnes, pour conserver la chaleur des poëles, ont l'habitude de fermer le tuyau; nous en avons fait connaître le danger. Une cuve de vin ou de cidre en fermentation peut produire les mêmes effets si elle est enfermée dans une cave, aussi faut-il prendre les mêmes précautions que pour les lieux d'aisance.

Les fosses d'aisance, les égoûts, certains puits produisent quelquefois ce gaz, mais le plus souvent c'est de l'hydrogène sulfuré qui en rend le nettoyage dangereux. Les plus grandes précautions doivent être prises pour ces opérations ; on doit toujours mettre en avant une chandelle allumée ; si elle meurt, on descend un fourneau bien allumé qui est renouvelé jusqu'à ce qu'il brûle bien (*Hygiène des professions ; vidangeurs*, page 285). La plus sévère recommandation doit être faite aux domestiques de ne jamais jeter dans les lieux d'aisance ni l'eau de savon ni les eaux ménagères. Jamais non plus on ne doit y jeter de papier allumé : des explosions terribles en ont été quelquefois la suite.

Les secours à donner, dans ce cas, sont à-peu-près les mêmes que pour les noyés ; on s'empressera de retirer les asphyxiés, en ayant soin toutefois, avant d'entrer où ils sont, de chasser le mauvais air par la ventilation, en ouvrant les portes et les fenêtres dans les appartements, et dans les fosses ou les égoûts, en y jetant des charbons allumés, et après du chlorure de chaux ; sans ces précautions, on serait infailliblement victime de son dévouement. On placera le malade dans un endroit bien aéré, sur un lit, la tête élevée ; on lui jettera sur le visage de l'eau vinaigrée ; on lui fera des frictions avec l'eau sédative ou l'alcool camphré, puis on lui approchera du nez un flacon d'éther ou d'ammoniaque étendu d'eau. Si ces moyens n'amènent aucun changement, on insufflera de l'air dans les poumons.

CHAPITRE IV.

Précautions à prendre en temps d'épidémie.

On entend par maladies épidémiques, toutes les maladies qui, dans une ou plusieurs communes, frappent sur un grand nombre de personnes à la fois, qui apparaissent à certaines époques et qui durent plus ou moins longtemps. Pendant leur présence, on a remarqué l'influence fâcheuse qu'elles exercent sur la marche et la gravité des autres affections. Les maladies épidémiques ne doivent pas être confondues avec les maladies contagieuses : elles peuvent exister l'une sans l'autre. Dans la contagion, c'est d'individu à individu, soit à distance ou par le contact, en touchant le malade ou en se servant de ses vêtements, que l'on contracte la maladie. Dans l'épidémie, au contraire, dix, vingt personnes sur cent peuvent avoir, par leur constitution, une prédisposition à la maladie régnante et succomber, tandis que les autres toucheront et soigneront sans accident leur famille et leurs amis.

Les précautions à prendre pendant une épidémie de choléra, que nous allons indiquer ici, pourront servir dans tous les cas de maladie épidémique ou contagieuse, quelle qu'en soit la nature.

Le choléra de 1849 a été moins terrible que 1832, en ce sens que plus de malades ont été sauvés. Il faut espérer que, si jamais nous revoyons ce funeste fléau, il s'affaiblira encore, et que les moyens de traitement seront plus efficaces. Bornons-nous à indiquer ici les règles à suivre, règles qui sont à-peu-près les mêmes pour la plupart des épidémies.

Commençons par dire que la contagion, c'est-à-dire le pouvoir de contracter le choléra par la simple approche ou par le contact, n'est pas prouvée; qu'il y aurait cependant danger de coucher dans le lit d'un cholérique, mais l'expérience a démontré qu'on pouvait les approcher et les soigner sans qu'il en résulte aucun danger : il y aurait donc de la barbarie à les abandonner.

L'intempérance, les excès de toute nature, si défavorables en tout temps à la santé, deviennent pendant les épidémies, et surtout en temps de choléra, d'un immense danger ; les ivrognes, les gens sans conduite sont les premiers atteints ; c'est un fait certain et acquis par l'expérience. Si l'intempérance est nuisible, l'excès contraire peut le

devenir aussi : les privations sont toujours funestes ; la nourriture, sans être trop abondante,
doit être de bonne qualité. Les vêtements seront
toujours chauds dans ces moments-là ; il faut se
donner de garde de les quitter pour de plus légers ; le refroidissement a toujours été regardé
comme une circonstance favorable au développement de la maladie. On se garantira de l'humidité
en se mettant une ceinture de laine autour du
ventre et des sabots avec des chaussons aux pieds.
La charité, dans ces temps de malheur, ne fera
jamais défaut aux malheureux qui n'auraient aucune ressource pour faire cette dépense.

Les soins de propreté sont très importants. En-
tretenez autour de vous un air pur ; éloignez des
habitations les immondices, les matières en putréfaction, les eaux croupies. Dans l'intérieur de
la maison, renouvelez l'air des appartements, des
chambres à coucher surtout, en tenant les fenêtres ouvertes, mais en ayant la précautoin de ne
pas y rester dans ce moment-là ; ne laissez dans
les chambres ni linge sale ni vases de nuit ; ne
couchez pas en trop grand nombre dans la même pièce, si c'est possible, et surtout ne vous
enfermez pas dans vos rideaux.

Toutes les parties de la maison seront nettoyées
et lavées avec soin ; les lieux d'aisance, les en-

droits bas et humides, qui répandent une mauvaise odeur, seront blanchis à la chaux et arrosés
avec le chlorure de soude.

Tant que l'on se porte bien, il ne faut rien
changer à sa nourriture ni à ses occupations ordinaires ; mettez seulement un peu plus de prudence pendant les travaux, évitez la pluie, l'humidité, les boissons froides, quand vous êtes en
sueur.

Si vous êtes appelé à soigner des malades, ne
négligez pas certaines précautions : ainsi prenez
une nourriture fortifiante, sortez plusieurs fois dans
la journée pour prendre l'air ; prenez du repos, et,
si vous éprouvez quelque malaise, si vous perdez
l'appétit, faites-vous remplacer pendant quelques
jours. Au lit du malade, ne vous en tenez pas trop
près, évitez les exhalaisons qui en sortent. Deux
ou trois fois par jour, lavez-vous les mains et la
figure avec de l'eau fraîche dans laquelle vous aurez mis un peu de vinaigre et d'alcool camphré ;
portez sur vous du vinaigre antiseptique ou des
quatre voleurs, et versez-en quelques gouttes dans
la chambre de temps en temps. Ces mesures ne
doivent pas être prises seulement par les personnes craintives et peureuses ; elles doivent être générales, c'est de la prudence.

Dans toutes les maladies contagieuses, dans les

mauvaises fièvres, ou fièvres typhoïdes, par exemple, les enfants, les jeunes gens, les personnes inutiles ne doivent pas rester dans la chambre de ces malades. L'encombrement, dans les chambres peu aérées surtout, les rend plus dangereuses.

CHAPITRE V.

Signes avant-coureurs du choléra et premiers soins à donner.

Le choléra peut revenir nous visiter ; chacun doit en connaître les premiers signes pour y porter remède.

Il importe de faire la plus grande attention aux dérangements qui surviennent pendant l'épidémie. J'en ai vu garder le dévoiement plus de huit jours sans rien faire ; qu'on sache bien que les remèdes ne sont efficaces qu'autant qu'ils sont donnés plus près du moment de l'invasion. Rarement le choléra se déclare tout-à-coup ; presque toujours on ressent quelques jours avant du malaise ; les digestions se font lentement, ce qui occasionne une pesanteur continuelle à l'estomac ; on éprouve de la lassitude, des étourdissements ; les membres sont comme brisés ; puis arrivent des gargouillements d'entrailles, des coliques, enfin le dévoiement avec ou sans douleur. Plus tard, si le malaise continue, les matières rendues ressemblent à de l'eau de riz et sont sans odeur; c'est le symptôme essentiel.

Il faut commencer par diminuer la nourriture, la supprimer même tout-à-fait, si l'appétit manque; on prendra quelques tasses de tisane de camomille, de menthe ou de mélisse, un peu d'eau de riz et de gomme. Quelque répugnance qu'on ait pour les lavements, surtout à la campagne, il faut en prendre deux quarts par jour (4 à 5 onces d'eau), dans lequel on aura mis une cuillerée d'amidon et six à huit gouttes de Laudanum de sydenham. Il faut cesser tout travail et se mettre au lit.

Si, malgré ces premiers soins, le malaise augmente, le médecin sera prévenu, car, à la suite de l'aggravation des symptômes qui se développent assez rapidement, quand ils ne cèdent pas, des vomissements se déclarent, des crampes douloureuses se font sentir aux jambes, puis le corps se refroidit. Sans perdre un instant, il faut essayer de le réchauffer au moyen de flanelles sèches et chaudes, ou imbibées d'alcool camphré; des briques chaudes ou des bouteilles d'eau bouillante seront placées aux pieds et aux côtés. On appliquera de la moutarde en poudre, humectée d'eau chaude, sur les membres, sur le ventre, sur l'estomac, en ne la laissant pas plus de quinze à vingt minutes à la même place. Le plus important étant de combattre le refroidissement général et rapide de tout le corps, le réchauffement du cerveau, ainsi que le propose M. Joannès, doit être le meilleur moyen, puisque c'est de là que part le froid intense qui se répand par tout le corps. Une vessie pleine d'eau chaude, ou mieux du sable chauffé jusqu'à ce qu'on ne puisse y endurer la main, enfermé dans une serviette et mis sur la tête de manière à envelopper le cerveau, suffit pour ramener la chaleur. Il ne faut pas malgré cela abandonner les autres moyens.

La soif devient très-forte ordinairement; tous les quarts-d'heure on donnera au malade une demi-tasse d'infusion chaude de mélisse ou de menthe et même de café. Si ces boissons étaient vomies, on donnerait des petits morceaux de glace ou, à son défaut, quelques gorgées d'eau très-froide. Pour combattre les crampes, on promènera des cataplasmes de farine de moutarde sur les mollets et aux pieds.

Comme mesure de salubrité, on recevra les vomissements et les selles dans des vases contenant du chlorure de chaux, ou, à son défaut, du sel, du charbon pilé ou même des cendres. Ces soins seront continués sans relâche jusqu'à l'arrivée du médecin, sans cependant donner autre chose.

Nous dirons une dernière fois que, dans les épidémies comme dans la plupart des maladies, la guérison dépendra toujours de la docilité du malade, de la promptitude des secours et des soins qui lui seront donnés. La nature, on doit le reconnaître, est toute-puissante, mais il faut la seconder.

FIN.

TABLE.

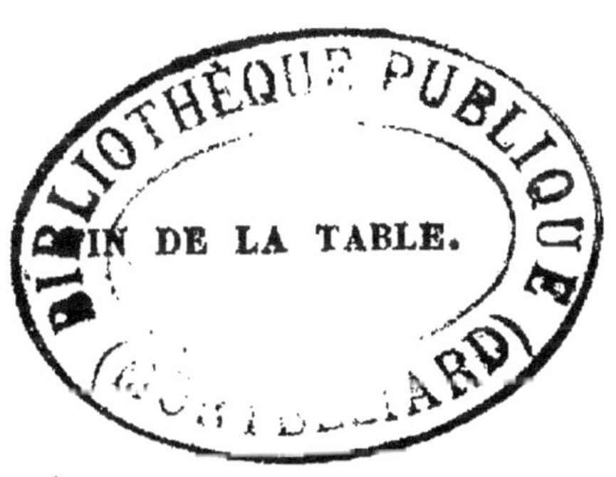

FIN DE LA TABLE.

Avallon, imp. de Herlobig.